医院人力资源管理书系

医院

员工职业发展管理

王炳臣 尹 鲲 张 英 / 主编

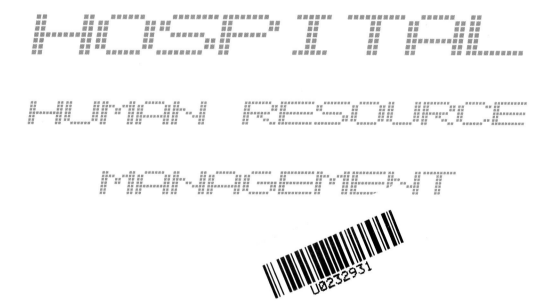

清华大学出版社
北京

内 容 简 介

随着国家医疗卫生事业改革和人们对健康需求的日益增长，快速提升医院现代化管理水平，促进医院高质量快速发展迫在眉睫。人力资源作为组织的核心战略资源，如何有效开发、合理利用和科学管理成为最重要的管理课题。《医院员工职业发展管理》一书从现代人力资源管理的视角，以管理实践为基础，从职业发展基础管理理论到医院员工职业发展管理体系建设、职业生涯有序规划、通道设计、激励措施、存在问题及对策等多个方面，共 11 个章节，对医院员工职业发展管理进行了全面分析和阐述，探索医院员工职业发展管理的方法和规律。全书逻辑严谨，可操作性强，既可以为医疗健康职业人员及医院管理者提供参考帮助，也可为人力资源管理相关领域研究的学者提供借鉴和参考。

图书在版编目（CIP）数据

医院员工职业发展管理 / 王炳臣，尹鲲，张英主编. — 北京：清华大学出版社，2021.10
（医院人力资源管理书系）
ISBN 978-7-302-59312-6

Ⅰ.①医… Ⅱ.①王… ②尹… ③张… Ⅲ.①医药卫生人员－人力资源管理 Ⅳ.①R199.2

中国版本图书馆 CIP 数据核字（2021）第 200923 号

责任编辑： 肖　军
封面设计： 吴　晋
责任校对： 李建庄
责任印制： 曹婉颖

出版发行： 清华大学出版社
　　　　　　网　　　址：http://www.tup.com.cn，http://www.wqbook.com
　　　　　　地　　　址：北京清华大学学研大厦 A 座　　　邮　　编：100084
　　　　　　社 总 机：010-62770175　　　　　　　　邮　　购：010-62786544
　　　　　　投稿与读者服务：010-62776969，c-service@tup.tsinghua.edu.cn
　　　　　　质量反馈：010-62772015，zhiliang@tup.tsinghua.edu.cn
印 装 者： 三河市君旺印务有限公司
经　　销： 全国新华书店
开　　本： 185mm×260mm　　　　　**印　张：** 12.25　　　　**字　数：** 204 千字
版　　次： 2021 年 10 月第 1 版　　　　　　　　　 **印　次：** 2021 年 10 月第 1 次印刷
定　　价： 98.00 元

产品编号：092364-01

编委名单

序

广东省卫生经济学会人力资源分会经过一年多的筹划、编撰、统稿、审定等工作，《医院人力资源管理书系》在清华大学出版社的支持下，陆续出版了，这是人力资源分会成立两年来一份非常"厚重"的答卷，是为同道们奉献的一份"知识盛宴"，可喜可贺！

《医院人力资源管理书系》由广东省卫生经济学会人力资源分会会长、广州市景惠管理研究院张英院长和广东省卫生经济学会人力资源分会常务副会长、中山大学孙逸仙纪念医院朱胤总会计师担任总主编。各册主编、副主编以及编委有的来自国家卫生健康委员会（简称：卫健委）委属委管医院、医科大学附属医院和省属大型医院，有的来自地市级三甲医院和县级二甲医院。为了考虑编者的广泛性和代表性，有的编者还来自北京、福建、山东、陕西、重庆、四川等地的不同医院。这些编者中有的是国家级的卫生经济管理、卫生人力资源管理领域的领军人才和学科带头人，多数具有30多年实践经验的一线管理者，有的是有丰富经验的研究与教学人员。不同地域、不同规模、不同类型医院以及研究型、教学型、咨询型、实践型专家的搭配，保证了本书系的写作能够不拘一格，既注重书系的经验性、总结性，又兼顾到了理论性和前瞻性；既考虑了书系的实用性、可操作性，同时也体现了书系的系统性、学术性。让我们看到整个书系不单单是一部工具书、参考书，而是可以成为一套专门用于医院管理培训的教材，成为医院人力资源管理者全面提升业务素质与能力的必备用书。整个书系共动员了近百人参与编撰，其组织、沟通、协作都非常耗时费力，在两位总主编、各位主编、副主编和编委们的努力下，大家齐心协力完成了编撰任务并按期出版，这种团结协作、精益求精的敬业精神值得点赞，令人敬佩。可以说是以实际行动践行了为民服务孺子牛、创新发展拓荒牛、艰苦奋斗老黄牛的精神。

《医院人力资源管理书系》各部著作涵盖了医院人力资源管理的人力资源战略性管理、组织结构、岗位分析、定岗定编、胜任力、领导力、人员选拔与招聘、培训教育、绩效管理、薪酬管理、职业发展管理、员工关系管理以及文化建设等各个模块，并对医院近年来的人力资源管理政策与制度进行了梳理，对人力资源数据的综合应用给出了方法，提供了涵盖多个模块的人力资源管理案例与具体实施方案。书系的各部著作高屋建瓴、层次清晰、结构严谨，相互之间遥相呼应，全面展现了医院人力资源管理的知识体系和技能方法，作为国内第一套医院人力资源管理书系，体现出了它应有的出版价值。

卫生经济研究是以我国医药卫生体制改革为基础，紧紧围绕人力资源、物资资源、财经资源、技术资源和信息资源等各种卫生资源的开发筹措、计划配置、使用管理、调节评价全过程的研究，重点探索卫生供给与需求的矛盾规律，分析卫生资源的投向和投量、投入与产出、效率和效益。谈到资源，人是第一个最为活跃的资源，是生产力三要素之首。毛泽东主席在《唯心历史观的破产》一文中指出："世间一切事物中，人是第一个可宝贵的。在共产党领导下，只要有了人，什么人间奇迹也可以造出来。"所以，医院人力资源管理是医院管理的重中之重。抓好了医院的人力资源管理，就抓住了医院管理的牛鼻子。《医院人力资源管理书系》虽然着眼点是在人力资源，但如果把各部著作串起来看，实际上把医院人力资源如何与财、物、技术、信息等核心资源科学配置、精细管理和有效使用进行了精辟的分析，并提供了成熟的理论和可借鉴的经验。

广东省卫生经济学会人力资源分会以专业化的视野和严谨的学术精神，搭建卫生人力资源的研究高地和卫生人力资源管理者的职业发展平台；开展专题的人力资源学术研究，创建和汇聚国家级、省级科研成果，为政府和各级医疗卫生机构提供决策支持，以专业制胜的优势，打造成广东省乃至全国卫生领域具有一定学术地位和声誉、开展专业化研究的一流学术团体组织。我希望人力资源分会能够以《医院人力资源管理书系》的出版为契机，团结更多的卫生人力资源管理研究专家和一线的实际工作者，出版更多更好的人力资源管理著作，发表更多更好的人力资源管理论文，开展更多更好的人力资源管理课题，让人力资源管理的学术成果更加丰硕。为健康中国、幸福中国做出应有贡献。

广东省卫生经济学会会长　　陈星伟

2021 年 7 月于广州

人力资源是医院的第一资源。人力资源管理是医院管理的核心和关键。这基本上是没有争议的共识。但如何通过对人力资源进行有效的管理，做到既能放大医务人员个体的价值，又能保证医院组织目标的实现，从而构建和谐美好的人力资源管理生态，却没有一个统一的答案，也没有放之四海而皆准的办法，这正是医院人力资源管理的挑战所在，魅力所在。我们动议编著《医院人力资源管理书系》就是既总结过去医院在人力资源管理方面所取得的经验，更着眼于未来医院人力资源管理的发展趋势，系统总结、梳理、规范医院人力资源管理的学科体系，为广大医院人力资源管理工作者和相关人员提供一套既有理论体系，又有实操方法，同时又有借鉴案例的工作用书，让医院人力资源职业化管理进程走得更快更稳。

医院人力资源管理深受社会发展背景和企业人力资源管理理论及经验的影响。1949年新中国成立至1978年，中国实行的是计划经济。在那个时代，员工隶属于用人单位。用人统一调配，薪酬以固定工资为主，激励以政治为先导，医院是政府部门的附属机构，一切以执行指令为要务。1978年至1992年，中国的经济体制改革从农村家庭联产承包责任制开始，企业逐步开始扩大用人自主权，探索经济激励，落实奖金分配等，但这一阶段的改革仍然是在计划经济框架内的相对比较温和的变革。1979年4月，国家卫生部、财政部、国家劳动总局发布了《关于加强医院经济管理试点工作的相关意见》，对医院提出了"定任务、定床位、定编制、定业务技术指标、定经费补助"的"五定"，并对经济核算和奖金分配提出了具体的办法，可以说是影响医院人事与分配制度改革的一项重要政策。1989年11月，国家卫生部正式颁布实行医院分级管理的办法，首开医院评价评审先河。1993年至2000年，从社会主义市场经济体制在中国正式确立，到建立现代企业制度，到1995年中国首部《劳动法》正式实施，到养老、医疗、工伤、失业以及生育、住房等各项社会保障制度的建立，这些都为劳动力市场的运行及其作用的发挥创造了条件。这一时期的1994年国务院发布了《医疗机构管理条例》，1997年中共中央发布了《中共中央国务院关于卫生改革与发展的决定》等重要文件，将医疗机构的执业管理纳入了法制化轨道，对卫生改革的重大问题进行了厘清和界定。2000年至2020年，互联网的兴起，人们择业观念的改变，各项改革的持续深化，给我们的生活带来了翻天覆地的变化。2009 年 4 月中共中央出台了《中共中央国务院关于深化医药卫生体制改革的意见》，后续又相继出台了有关公立医院改革、卫生事业单位岗位设置、人事与分配制度改革、薪酬制度改革、医共体建设、互联网医院建设、药品器械招标采购、医疗保险支付制度改革等一系列改革政策与方案，为医院的改革与发展提供了充分的政策保障和制度支持。可以说，这 20 年来的医疗卫生改革，打出了总结经验、科学论证、试点探索、全面推进等"组合拳"，描摹出了医疗卫生改革的"全景图"。经过改革开放 40 年来医疗服务体系建设、20 年来医院能力建设、10 年来深化医药卫生体制改革的实践探索，公立医院已经到了从"量的积累"转向"质的提升"的关键期，今后必须把发展的着力点放到提升质量和效率上。可以说，医院的改革方向、目的、路径已经非常明确，关键是如何实施落地。自 2021 年始，中国的医疗卫生改革将全面进入落地、执行、精细化与全面提升阶段。社会的发展和医疗卫生整体的改革进程，必然伴随着医院人力资源管理理念和思想的变迁，医院的人力资源管理也必须顺应上述的各种变化而进行全面规范和升华。

人力资源管理专业在高校的设置最早是于 1993 年在中国人民大学设置。人力资源管理硕士专业最早是于 2000 年设置。到目前为止，我国开办人力资源管理本科专业的高校已经接近 500 所，开设人力资源管理硕士点和博士点的高校也有数十所。在大学的管理学院、工商学院、公共管理学院等学院里人力资源管理也成为一门非常重要的必修课。2000 年国家人事部首次设置经济师：人力资源管理专业技术职称考试。从以上发展演变可知，人力资源管理从萌芽到发展也就是 20 多年的事。根据目前查阅到的，已经出版的医院人力资源管理相关著作、发表的学术论文、课题成果以及医院的管理实践等可以判定，医院人力资源管理的萌芽和兴起基本上是始于 2001 年，从 20 年来的发展情况看，医院人力资源管理仍然处于逐步探索、不断实践的过程，许多新的理论、工具和方法还未能在医院广泛应用，有些医院人力资源管理者甚至对一些理念和方法还感到很陌生，因此，我们把 2001 年至 2020 年的这 20 年，誉为是医院人力资源管理的萌芽期，从 2021 年开始，期望在同行们的努力下能够进入普及与规范期，再经过一二十年的发展，能够进入全面提升期，这样大概需要约半个世纪的时间，医院人力资源管理的学科体系就会比较健全、完善、成熟，而这些，都需要医院人力资源管理同行们的不懈努力，需要相关研究者的深入研究与推广。

　　这 20 年来，医院人力资源管理在思维模式和管理方法上发生了一些转变，比如，由单纯接收政府人事部门分配人员转变到了主动招聘人才；医院管理干部由行政任命转变到竞聘上岗，并实行任期目标考核；绩效考核由单纯德能勤绩廉的"画叉打钩"，转变到综合评估医疗服务的数量、质量、技术难度、风险责任、成本控制、群众满意度以及社会影响力等；薪酬分配由单纯的"岗位薪级工资＋奖金"转变到了系统设计基本工资和绩效工资体系，并逐步探索形成了年薪制、协议工资制、兼职工资制等一些成熟的模式；在员工发展方面，由过去的要求员工高度服从转变到了协助员工进行职业生涯规划，逐步树立了医院与员工"合作共享"的新时代人力资源管理理念，有的医院还建立了更有活力的合作机制、平台机制；医院由关注员工的使用与贡献转变到了结合医院发展战略和岗位需要进行以培训与能力提升为核心的赋能管理等。总之，20 年的变迁，医院人力资源管理无论是理论体系的构建，还是实践案例的积累，都取得了令医疗行业和人力资源管理界瞩目的成绩。医院人力资源管理的理论体系虽然在不断完善，实践案例也越来越丰富，从业者的职业化管理水平也在持续提高，可医院人力资源管理所面临的问题却越来越多，解决难度也越来越大，这与整个社会的经济结构转型、社会组织模式转换、个体意识觉醒等诸多因素相关。医院人力资源管理思维的转变和管理体系的构建也不再是"孤岛"事件，今天的医院人力资源管理已经与社会环境、宏观政策、人们的价值取向、生活方式密切相关，这就要求医院人力资源管理的模式和技术必须能够将变化视为常态，通过继续赋予人力资源管理新的职能来适应各种变化，进而提升整个人力资源管理系统的有效性。正是基于医改政策不断发展变化，人力资源管理面临诸多挑战，人力资源管理工作者业务素质与能力亟待提高等诸多因素，我们组织编写了《医院人力资源管理书系》，目的是系统、全面地介绍医院人力资源管理的新理论、新方法、新经验，旨在通过这套书能够帮助医院人力资源管理者更新管理理念，掌握管理技能，提升人力资源管理的实战能力，更好地承担起推动医院发展的使命与责任。

　　《医院人力资源管理书系》参与编著人员近百名，组织和沟通工作量非常大，但大家对待此项工作充满了激情，在一年多的时间里大家齐心协力，密切协作，圆满完成了写作任务，对于大家的辛勤付出我们深表敬意！在书系的策划、编写和出版过程中，广东省卫生经济学会、清华大学出版社，编著者所在单位的领导、同人们都给予了非常大的鼓励与支持，在此，我们深表谢意！

　　我们力图通过一套书来全方位地展现整个医院人力资源管理的理论体系、管理理念和核心工具与方法，并能够让此套书系成为医院人力资源管理者的培训教材和工作必备的参考用书。但由于能力和水平所限，书中难免有所纰漏，欢迎阅读者批评指正。让我们一起为中国医院人力资源管理体系的完善与发展做出贡献。

张　英（广东省卫生经济学会人力资源分会会长 / 广州市景惠管理研究院院长）

朱　胤（广东省卫生经济学会人力资源分会常务副会长 / 中山大学孙逸仙纪念医院总会计师）

2021 年 7 月于广州

目　录

第 1 章

职业发展管理概述

互联网时代，随着无边界性和易变性时代的来临，职业生涯管理更强调个体而不是组织，然而，作为组织一员仍需以组织为载体来实现自我价值。员工职业发展管理作为人力资源开发与管理的重要内容之一，仍然是当今人力资源管理的一个新趋势。目前，医院作为一个环境稳定的组织，特别是公立医院极少出现倒闭、裁员和降薪的现象，医院员工职业发展管理作为人力资源管理和开发的重要内容，越来越受到重视。医院是员工职业发展很好的平台。

1.1 员工职业发展管理概述

职业是社会分工的必然产物，人类社会的发展和文明的进步，必然会不断地为人们提供新的职业，同时也会淘汰一些旧的职业，人们可选择的职业也会随之变化，进而影响人们的职业发展。人们通过职业活动满足自身需求，帮助组织实现战略目标，反过来进一步推动经济社会发展和人类文明进步。社会舆论导向、价值观引领、社会风气等对职业选择和职业发展同样也会产生较大影响。

社会经济发展到今天，技术的飞速发展与员工被赋予更大责任的趋势，使工作变得更有价值，更具有挑战性。随着人类社会物质的丰富和文明的进步，人们职业的目的已不再是单纯为了获取经济报酬，解决温饱问题。中高收入人群的增加，会有越来越多人的职业主要目的发生转移或部分转移，通过职业、职业发展，实现自我价值，满足自我成就感、自豪感必将会成为人们在职业发展过程中的重要追求。这就要求转变或增加人力资源管理任务，不仅仅是寻找合适的人选为组织工作，实现员工能力、技术、兴趣与组织岗位需求的匹配。还要更加关注员工职业发展和职业生涯规划这一问题，要从每个员工个人职业发展出发，将其职业生涯规划与组织的人力资源规划、组织发展的战略目标有效的衔接和统一，为员工设计职业发展通道，提供不断成长和发展的机会，使他们能够发挥出自己全部的潜能，最大限度地实现个人职业发展不同阶段中的目标，不断地获得成就感、自豪感，最终达到自我价值实现。从而，获得员工对组织的长期信任、忠诚、支持并为组织积极工作，最终实现组织的战略目标。这个过程的管理和达成的效果是通过员工职业发展管理来实现的。

1.1.1　员工职业发展管理的三维度及其责任

员工职业发展和员工职业发展管理可以从员工、组织、社会三个维度理解或划分责任。

1. 职业发展理解

从员工自身维度，职业发展可以定义为"员工通过经历一系列具有不同侧重点、主题和任务的阶段而取得职业进步的一个持续发展的过程"。强调员工自身主动设计自己的职业生涯规划并认真落实，还要动态调整，才有可能实现自己的职业发展目标。

从组织维度，职业发展可以理解为"组织结合自己的需求和发展的不同战略阶段，帮助员工获取目前以及将来工作所需的技能的一种规划。对员工的职业规划重视、鼓励，并提供咨询、指导，创造条件帮助员工实现职业目标的过程"。一个组织发展战略的实现离不开相应人才的支撑，组织的竞争就是人才的竞争。强调组织只有帮助员工制订职业生涯规划并不断实现其职业发展不同阶段的目标，以企图获取员工的持续支持，才能更好地推动组织建设和发展，实现组织的发展战略目标。

从社会维度看，职业发展可以助力完成社会目标和实现政府利益。社会发展和分工会创造新的职业，提供更多的职业选择和职业发展机会。反过来，每个人的职业发展可以为社会的进步注入新的能量，促进人类经济社会发展与社会文明进步。

2. 员工职业发展管理理解

职业发展管理是对员工职业生涯规划及实现职业发展过程的管理。是建立和完善以促进人力资本增值为核心的人力资源管理开发体系的重要措施。是"个人目标与组织目标、社会目标相统一""个人责任与组织责任、社会责任相统一""个人利益与组织利益、社会利益相统一"的重要实现形式，是促进组织人力资本的增值、提高人力资源管理效率的有效手段。员工职业发展管理包括员工职业生涯规划自我管理和职业发展组织管理两个方面，但政府政策、舆论、社会发展需求、社会重大改革等在职业发展管理中具有很强的影响作用和引导作用。因此，对员工职业发展管理的理解也可以有员工、组织、政府三个层面的理解和责任划分，三方各负其责共同努力，才能更好地做好员工职业发展管理，实现个人、组织、政府各自的目标和利益。

员工职业发展管理之员工责任。主要责任是做好自我职业生涯规划设计和管理。计划经济时的员工职业发展管理，组织在员工职业生涯规划中承担主要责任，负责招聘员工，安排岗位，对员工进行评价、培训、轮岗管理、告诉员工职业发展空间及职业发展通道等，员工则被动接受这一切。现代员工职业发展管理富有了变革。景惠管理研究院的研究显示：当今医务人员对职业的忠诚度远大于对医院的忠诚度，在职业发展中个人的驱动力量远大于医院的驱动力量。组织与员工之间心理契约被削弱了。因此，员工在个人职业发展中负有了主导性责任，员工的主人是自己，员工自我管理是职业生涯成功的关键，主要责任如下。

职业准备阶段：培育职业兴趣、学习掌握职业知识技能、储备职业能力、收集职业信息、了解社会发展动态、做好初步职业生涯设计。职业选择阶段：一是要做好自我评价。对自己的知识技能、职业个性、工作动机、职业价值观、心理需求、个性特征等要有正确的自我认知和定位。"知人者智，自知者明"，虽然要做到准确地评价自我、客观地认识自我、真正地了解自我是一件非常困难的事，但是再难也必须要做好，因为这是人生整个职业生涯管理和职业发展成功的前提，当然也是职业选择正确的前提。二是要掌握社会、组织职业信息，努力使职业锚、性格、特长、兴趣与所选择职业匹配。三是要考虑自身需求，考虑客观环境和条件，把握机会抢抓机遇。这三点是选择较理想职业和职业发展成功的基础。确定了职业选择，即确定了组织，开始进入职业发展阶段，本阶段的主要职责是：首先，将个人职业发展目标与组织战略目标协调一致，脱离了组织目标的职业生涯规划，不可能实现个人职业发展，甚至会被组织所淘汰。其次，积极主动参与组织的职业生涯规划，加强与组织沟通交流，了解组织内部有哪些职业发展机会，获得组织的帮助和支持。三是进一步增加自我认识，主动从组织各方获取自己优势和不足等相关信息，明确自己职业发展处于何阶段，确定各阶段目标。四是要在动态变化中修正个人职业计划，随着外部环境、组织环境、家庭环境、个人定位、能力、技能、知识及个人需求等变化，及时调整个人职业计划、具体活动、近期目标等，以适应这些变化。五是要扎实落实认真实践职业生涯规划，加强继续教育。按照职业生涯规划，确定层级目标和实施计划，扎实落实。"知识是人类进步的阶梯"，在知识爆炸的时代，只有不断增强知识、能力和技能，才能持续适应组织战略目标和岗位需求。要不断更新知识、提高能力和技能。六是要做好个人职业高原管理。自己是职业高原的直接感知者和最终承载者，当自己觉得没有晋升的机会或其他工作挑战，便可能形成职业生涯高原，出现压力增加、陷入消极状态甚至想要离开组织。要学会自我管理，找出并分析原因，及时自我调整，丰富资源，树立正确职业价值观，端正态度。

员工职业发展管理之组织责任。员工职业发展管理是一个长期动态的过程，它始于员工招聘，终于员工退休甚至退休之后。组织要把员工职业发展管理作为人力资源管理的一个重要内容，高度重视，规划好实践好。主要责任是建立员工职业发展管理体系和职业生涯规划系统，为职业生涯规划提供相应的资源。一是要建立组织体系。设有专门分管领导、作为重要责任纳入人力资源部职责中，也要成为部门主管工作职责中的重要组成部分。二是要建立职业发展通道及职业发展信息发布体系。提供职业发展空间，明确职业发展路径、职业发展层级及条件要求，明确岗位工作要求及绩效考核评价机制，提供职业发展咨询服务。三是建立员工综合评估及培训体系。与员工一起动态评估员工的个性特征、心理特性、工作动机、职业价值观、知识结构、能力技能、绩效等。根据评估结果和再定位，辅助各部门执行组织的职业生涯规划计划，指导员工职业生涯规划与组织目标相一致，提出职业发展建议和再教育建议。制订培训计划，拓展进修培训渠道、安排专门时间、提供培训机会和资金支持。四是做好职业高原管理。职业高原可能是组织发展的自然结果，组织的发展需求会不断地吸纳新生力量，内部约束条件又无法满足所有人的职业成长需求，不能满足职业发展需求的员工就会感觉自己处在职业生涯高原，组织通过职业高原管理减少这种感觉。要不断完善职业发展管理制度，对员工职业生涯管理足够重视，做好员工职业生涯规划、职业发展和职业支持等一系列职业发展管理实践。建立良好组织支持氛围，加强组织对员工晋升、培训、学习的支持，形成积极地学习环境，帮助员工识别重要资源、晋升等。五是监督各部门实施组织的职业生涯规划和对职业生涯规划系统运行效果评价分析和持续改进。

员工职业发展管理之社会责任。一是保持社会大环境的职业稳定。每次社会变革都会带来职业的大变化，因此，保持社会大环境的职业稳定是很重要的，也是社会的主要责任。社会在保持职业稳定的基础上，应当创造更多的职业和就业机会，公布评估新生职业，公开社会发展需求和职业信息。二是倡导积极向上价值取向和舆论的正面引导。树立全社会正确的价值观，倡导积极向上价值取向，舆论要正面引导人们的职业选择和职业发展。职业是社会分工的产物，任何一种职业都有其社会功能，也就有一定的社会地位即职业地位。这种职业社会地位取决于该职业所具有的权力、薪资、发展前途、升迁机会、工作环境条件等。按照职业的社会地位和社会对职业的价值取向所做出的职业等级排位，叫职业分层，它是由当前社会的价值取向决定排序的，会受到社会公众广泛认可和遵从，能够在很大程度上影响从业者的职业选择和对未来的职业发展期望。职业分层有积极的一面，但也有其消极的一面，一旦选择不了高层级的职业，就会产生失落，底层的职业者会产生更多职业高原感知。

我们国家倡导社会主义核心价值观，公民个人层面的价值准则是：爱国、敬业、诚信、友善。敬业是公民最基本的职业道德要求，也是中国传统美德的重要元素，要求忠于职守的工作态度、干一行爱一行的职业情感、勤业精业的业务素养。是积极向上的价值观，倡导的是职业没有贵贱之分，只是分工不同，倡导干一行爱一行、精一行，行行出状元，倡导在平凡岗位上书写非凡的人生篇章。任何合法职业都是为社会做贡献，只要你在岗爱岗，积极奋进、专心致志、埋头苦干争创一流业绩，人生意义和价值就能显示出来，可能会减少职业不良感知，增加职业成就感。2020年是新型冠状病毒肺炎疫情严重的一年，卫生界大力倡导"敬佑生命，救死扶伤，甘于奉献，大爱无疆"的职业精神，广大医务工作者尊崇职业精神，不怕牺牲，甘于奉献，哪里有危险哪里就有医务人员的身影，加之政府正确的舆论引导，全社会对医务人员高度认可，他们的职业自豪感、成就感油然而生，广大医务人员的自身价值得到充分体现，并没有因新型冠状病毒肺炎的高传染性和高致死率而转换职业或辞职，反而从业人员增加。2020年我国卫生健康事业发展统计公报显示：全国卫生人员总数达1347.5万人，较2019年增加了54.7万人，增长4.2%。其中，卫生技术人员1067.8万人，与2019年比较增加52.4万人，增长5.2%。这就是社会正确价值观和舆论正向引导作用的体现。

1.1.2　员工、组织、社会在员工职业发展管理中的关系

员工职业发展和职业发展目标的实现，会促进组织的事业发展和利益获得，组织发展目标的实现，才能实现政府目标，社会得以进步。社会、组织的发展进步提

供更多的职业和岗位，员工个人会有更多的职业选择和职业发展机会，实现人生价值。三者相互依存、相互促进又相互制约，通过员工职业发展管理，促使目标达成一致，形成合力，最终实现三方的利益和目标。

1. 员工、组织、社会在员工职业发展管理中的关系

组织职业发展管理和自我职业生涯规划实际上是相互补充的关系，具有联合效应。组织职业发展管理对员工的心理感知与工作行为产生影响，个体感知到组织职业发展管理后，会通过组织工具影响员工自我职业生涯管理，组织职业发展管理能够影响客观职业成功，对个体的职业生涯有重要作用。政府与个体、组织在职业发展管理中主要引领与导向。具体说：个人是员工职业发展管理的主要参与者，也是承载者。所以，一是要主动参与管理，做好个人职业规划并在职业发展中努力做到极致，二是要积极参与组织的职业发展管理和职业生涯规划，三是要接受组织的职业发展管理。组织是员工职业发展和职业目标实现的载体。一是要接纳员工在组织平台上职业发展，二是要建设员工职业发展需要的平台，提供员工职业发展的条件，三是建立员工职业发展管理和职业生涯规划体系，帮助员工实现职业发展目标。政府是社会发展政策的制定者，提供职业信息，倡导全社会正确的职业发展观，引导组织和员工形成良好的价值取向。

2. 员工职业发展管理需要再认识的问题

随着互联网的发展，无边界职业等易变性新职业出现，如自雇佣者、自由职业者、平台组织上职业者等，使个体自由度与个体职业发展、职业生涯管理自主性增强，选择了职业却不一定就选择了组织，且职业转换成为现代员工职业发展的常态，个体与组织的关系、个体职业生涯规划与组织职业发展管理的关系，与上述员工个体、组织、社会在员工职业发展管理中的关系不完全相同，有些甚至相悖，需要我们重新认识、深入研究和探讨。社会变革加快带来的职业、职业发展及职业发展管理的巨大变化、不稳定性也需要学者们和管理者认真应对。

1.1.3　员工职业发展管理目的

通过员工职业发展管理，建立员工职业发展管理体系和职业生涯规划。指导员工完善自己的职业生涯规划，并与组织职业生涯管理相衔接，员工职业发展目标和组织发展战略目标相协调，助力员工实施职业生涯计划，培育敬业精神，激发员工强烈的职业责任感，明确认识到自己承担的特定职责，忠实履行职责，变员工工作由外在的强制和被动转化为内在的自觉和主动，把自己的人生与自己的职业发展联系起来，在事业发展中实现员工职业发展目标和人生价值，使员工感知到成就感、自我实现感和幸福感，组织期望获得员工的长期信任、忠诚和支持，从而促进组织的事业发展和利益的获得，最终实现组织的战略目标。

1.1.4 员工职业发展管理的作用和意义

职业发展管理对员工职业发展有着重要的作用和意义，对组织同样也有着极其重要的作用。

1. 对员工的作用和意义

职业发展管理能够帮助员工优化职业生涯规划，确定职业发展目标，建立员工职业发展通道，帮助员工突破职业高原现象，协助员工实现职业发展目标。

帮助员工优化职业生涯规划。员工选择职业前一般都有自己职业生涯初步规划，特别是大学毕业生都有美好的职业梦想，当选择了职业后，通过员工职业发展管理对员工进行分析，可以全面再审视自己，认识自己、评估自己的能力、智慧；判断自己的性格、情绪、兴趣；找出自己的特点、优势、需求；根据以上分析，进一步优化自己的职业生涯规划，正确设定自己的职业发展目标和职业生涯路线，使自己的兴趣、特长、爱好、需求与职业发展目标一致。良好的职业生涯规划可以让员工的事业发展、个人生活、家庭生活联系起来，达到协调和平衡，事业发展促进个人及家庭生活幸福，幸福和谐生活促进身心健康，身心健康促进事业发展。通过员工职业发展管理，员工可以进一步了解组织战略目标、职业发展通道、岗位要求等找出与自己的差距，精准的自我定位，调整自己职业目标和适合的岗位，一旦没有合适的位置或与组织目标难以达成一致，也能够更早采取措施，与组织双方相互妥协的方法解决或离职寻求更合适的组织，使职业发展梦想变成现实。

为员工职业发展提供职业发展通道和支持。员工职业发展管理首要任务之一就是建立员工职业发展通道，为不同岗位和不同专业的员工设计不同的职业发展路径，尽可能保证为各类员工职业的发展提供上升通道、向核心层发展或横向发展路径。员工通过职业发展管理可以获得组织给予的补短板提能力、增加自己人力资本价值、增强职业竞争力的培训机会和时间，甚至资金支持，使员工更加适应岗位能力需求，有利于职业目标实现。

调动员工积极性，引导员工发挥潜能。通过员工职业发展管理，员工有了自己的职业生涯规划，工作有了明确的目标和努力的方向，而不盲目，有利于工作中抓住重点，安排日常工作时轻重缓急分明，而不会纠缠于跟职业发展目标无关的日常事务中，职业发展成功的可能性增加，随着其阶段性目标的不断实现，不断增强员工成就感、自豪感、自信心，进一步激励员工更加努力工作。同时，职业生涯规划能够帮助员工不断评价自己取得的成绩、动态认识自己，使其集中精力、全神贯注于自己有优势、肯努力就会有高回报的方面，而不会把精力分散到职业目标外的小事上，员工的巨大力量和潜能得以激发，当不停地在自己有优势的方面努力时，优势会更加强大，不断强化使自己走向职业生涯成功的决心和信心。

帮助员工突破职业高原现象。组织扁平化、组织规模局限性、人才的竞争、职业发展上升通道的自然"金字塔"等因素，导致职业高原现象普遍存在，职业高原对个人和组织产生负面影响已经被证实。通过职业发展管理可以使员工职业生涯规划与组织职业生涯规划衔接，个人职业发展目标与组织规模、层级结合起来，让员工个人及在每一个职业发展阶段能够在组织中找到合适的岗位和位置，一旦岗位或位置出现不合适，可以通过职业发展管理进行员工再评价、分析原因，工作再设计及职业目标再设计，采取双方相互妥协的方法及时调整职业发展目标或岗位、位置，确实不能调整的可以尽早调离，减少职业高原现象的影响。

2．对组织的作用和意义

员工职业发展管理不仅决定员工个人事业的发展、成就的大小，也关系到组织目标的成败。通过职业发展管理，组织能够有效开发利用人力资源，留住优秀人才，满足组织战略目标实现的未来人才需求。

人力资源得到有效开发利用。员工选择职业加入组织后，组织提供的岗位：有员工感兴趣且有能力胜任的岗位，有感兴趣但不能胜任的岗位，不感兴趣但能胜任的岗位，还有不感兴趣也不能胜任的岗位；如何让员工在自己感兴趣的岗位上发挥作用，避免出现在不感兴趣又不能胜任的岗位，如何培育员工兴趣和培养工作能力以适应岗位需求等问题，可以通过员工职业发展管理对员工进行职业生涯规划、设计职业通道并给予帮助支持。通过职业发展管理组织可以更深入了解其兴趣爱好、性格特点、愿望需求、理想，以及工作的能力与不足、优势与劣势等，使员工个人需求与组织需求达成一致，让适合的员工到合适的岗位，做到人岗匹配，调动员工贡献出他们的聪明才智和潜能，发挥出员工的最大价值，使人力资源得到有效开发利用并产生双赢结果。

发挥员工的集体效能。"只有一个清晰、集中和共同的使命能够把组织凝聚起来，并使其产生结果。"通过对员工职业发展进行有效管理，使每个员工的职业目标与组织战略目标一致，达成组织的发展就是员工成就事业、实现梦想的舞台，成为组织全体成员的共同使命，就会形成坚强的、有凝聚力的组织，使组织成员的集体潜能和效能得以充分发挥，为组织的持续发展提供保障。

留住优秀人才。人力资源是组织的最重要资源，是可以生产剩余价值的资源，是组织发展的源泉，优秀人才至关重要，一个优秀人才可以救活一个组织。在医院，一个优秀医学专家可以带动一个学科甚至一个医院的发展。随着社会的发展，组织间竞争越来越激烈，人才竞争是最关键的竞争。如何留住人才是每个组织必须着重考虑的问题。人才流失的原因是复杂多样的，其中，组织缺少对员工职业发展管理，缺乏对员工职业生涯考虑是重要原因之一。优秀的人才特别是知识型人才最关心自己事业的发展，当自我感觉自己才能得不到应有发挥，职业发展得不到重视时，就会另谋能实现自己职业发展的出路、转换组织单位。组织对员工职业发展管理，进行员工职业生涯规划并帮助实施，促进员工不断实现自己的逐级职业目标，实现人生价值，用事业留住人才，也会赢得组织不断发展。

满足未来人才需求，提升组织士气。如果组织不能有效地进行员工职业发展管理，就不会有一个好的员工职业生涯规划，就不能准确的评估和预测组织未来发展所需的人才，会造成人才培养针对性的缺乏，一旦出现职位空缺需要人才时不能及时找到满足岗位需求的人才。组织可以根据发展需要预测未来人力资源需求，通过员工职业发展管理结合未来人力资源需求进行员工职业发展规划，为员工提供发展空间、人力资源开发的鼓励政策以及职业发展机会等相关信息，同时，在职业生涯规划过程中全面了解每个员工的优缺点和个人职业发展目标。组织针对性制订培训政策，提升培训的针对性和培训效果，提升员工能力。有效保证组织未来发展的人才需求。在这个过程中，员工个人对自己的优势和劣势也有了客观的认识，确定更加符合个人实际和符合组织需求的职业目标，引导员工个人发展与组织发展结合起来，有效降低员工在职业发展过程中的失落感和挫折感，员工在组织发展中事业发展舒畅、成就感强烈，整个组织的士气也得以提升。

3．对社会的作用和意义

通过员工职业发展管理，促进员工职业发展，对社会具有积极作用和深刻的意义。一是促进社会经济发展。组织加强员工职业发展管理，使员工的职业发展更加顺利，员工的成就感、自豪感得到满足，人生价值得到体现。个人的职业发展，助推组织发展目标实现，推动经济社会发展。二是帮助提升就业成功率。个人做好职业生涯规划，对自己的兴趣、价值观、能力等进行客观评价，明确职业选择方向，根据评价结果和职业选择要求的差距，努力取长补短提升自己的职业能力，提高职业选择成功的概率，促进就业率。三是稳定就业。通过对员工职业发展管理，员工职业目标明确，工作积极性调动，职业发展得到支持和保障，对组织忠诚度增加，被辞退、主动离职的员工都会减少。四是促进社会和谐稳定。个人职业目标实现的过程中，员工收入稳步提升，生活得到保障，可以促进家庭和谐、社会稳定。

1.2　员工职业发展管理相关基本概念

我国计划经济时代就业是国家"统包统配"，谈不上员工职业发展管理，始于1978 年的改革开放带给个人职业选择的自由，开启了我国员工职业发展管理及其研究，与员工职业发展管理相关的基本概念随着西方职业发展管理的相关理论被引入到中国，并得到引用、发扬和发展。相关基本概念和理论是员工职业发展管理的实践者、管理者必须要了解的知识。

1.2.1　职业、职业生涯

20 世纪以前，每个人职业生涯大多是生来就注定了，遵循的是子承父业，没有职业选择的机会，"生涯"历程简单，随着社会发展和文明进步，社会分工越来越细，职业种类显著增加，职业选择的机会越来越多，职业生涯逐步丰富多彩起来。

1. 职业

职业是社会生活和现实经济运行中客观存在的社会现象，是对人们心理动机、价值取向、思想情操、文化水平、行为模式、经济状况、生活方式的综合体现，是个人与组织、个人与社会的结合点。由于研究目的不同，不同专家学者对职业的内涵有着不同的理解和界定。社会学家强调其社会特性，认为职业是一定的社会角色或社会分工的持续实现，是一套成为模式的与特殊工作经验有关的人群关系，是一种得到授予和认可的社会位置。经济学家强调其经济性，他们认为职业是有劳动能力的人为了生活而持续从事的活动，是一种足够稳定的从事某种有薪酬工作而获得的劳动角色，是一个人为了不断取得个人收入而连续从事的具有市场价值的特殊活动。罗伯特. C. 里尔登和珍妮特. G. 伦兹《职业生涯发展与规划》一书中认为，职业是指不同行业和组织中存在的一组类似的职位。职位是指组织中个人所从事的一组工作任务。它是由重复发生或持续执行的任务构成的一个工作单元。工作是指具备某些相似特征的人从事的带薪职位。总之，职业可以理解为人们在社会生活中所从事的作为主要生活来源的工作或以获取报酬为主要目的的工作。有其社会性、连续性、经济性三个特性：一是社会性。职业是为社会所需要的，是人们进行的社会生产或劳动。职业是社会分工的必然产物，又反作用于社会。人类社会的发展和文明的进步为人们提供越来越多的职业，人们的职业活动又推动了组织、社会的发展进步。二是连续性。是指人们连续地从事某种社会工作，或者从事该项工作相对稳定，才称之为职业。三是经济性。指人们从事某项职业，必定要从中获得经济收入。

职业分类。是人们根据客观经济运行和社会经济发展需要设置、划分和归类的，不同国家社会发展历程不同、经济发展水平不同，对职业的具体分类不尽相同。1958 年国际劳工组织制定的《国际标准职业分类》，将职业分为 8 类：专家、技术人员及有关工作者；政府官员和企业经理；事务性工作者和有关工作者；销售工作者；服务工作者；农、牧、林工作者，渔民，猎人；生产和有关工作者，运输设备操作者和劳动者；不能按职业分类劳动者。我国 1999 年颁布的《中华人民共和国职业分类大典》，将我国职业分为 8 个大类，分别是国家机关、党群组织、企业、事业单位负责人；专业技术人员；办事人员和有关人员；商业、服务业人员；农林牧渔水利生产人员；生产、运输设备操作人员及有关人员；军人；其他从业人员。66 个中类，413 个小类，1838 个细类（职业）。2015 年修订颁布的 2015 版《中华人民共和国职业分类大典》职业分类结构为 8 大类、75 个中类、434 个小类、1481 个职业。与 1999 版比较，维持 8 大类，增加 9 个中类和 21 个小类，减少 547 个职业，新增 347 个职业，取消 894 个职业。当今时代，新技术、新业态、新产业不断涌现并快速发展，产生了许多新的职业，职业类别越来越多，同时取代了一些老的职业。国家不时发布新的职业，如 2019 年新增健康照护师、呼吸治疗师、供应链管理师、无人机装调检修工、装配式建筑施工员等 16 个新职业，2020 年新增核算检测员、社区网格员、老年健康评估师等 10 个新职业，2021 年新增职业培训师、食品安全管理师、服务机器人应用技术员等 18 个新职业。

职业分层。是按照职业的社会地位和社会对职业的价值取向所做的职业等级排位。每一种职业都有其社会功能，也有一定的社会地位，一种职业的社会地位取决于该职业具有的权力、升迁机会、薪酬待遇、发展前途和工作条件等。在我国倡导的是职业不分高低贵贱，"行行出状元"，都是为社会服务，为人民服务。实际上，社会根据当前的价值取向对职业是在进行排序的，是存在等级差异的，并且这种差异会被社会公众广泛认可和遵循，影响着人们的职业选择和对未来的职业发展期望。而西方国家学者按照职业地位直接对职业进行分层，如理查德·赛特按照职业社会地位由低到高依次分为非熟练体力劳动者、半熟练体力劳动者、熟练体力劳动者、白领工人、小企业所有者和经营者、专业人员、工商业者 7 个层级。阿尔伯. 爱德华将职业由高到低分为 6 个层级：专业人员、产业主、经理和官员、职员及类似职业、熟练工人及工段长、半熟练工人、非熟练工人。这些职业分层得到广泛认可，引导着职业选择。

2. 职业生涯

生涯。是指个人通过从事工作所创造出的一种有目的、延续不断的生活模式，是从事某种活动或职业的生活。有人生经历、生活道路和职业、专业、事业的含义。生涯的定义包含了一些重要观念："创造出"是指生涯是人们在愿望与可能之间、理想与现实之间妥协和权衡的产物，每个人妥协和权衡是不同的、独特的；"有目的"而非盲目，生涯形成与发展是有其个人动机、理想和目标的，是有规划或计划和目标方向的；"延续不断的"是指生涯不是作为某个事件或选择的结果而发生的事情，也不是局限的或束缚于某一种特定的工作或职业。它本质上是一个持续一生的过程，而且从时间上说是个体从出生到死亡的不可逆过程，在这个过程中受到个人内在和外在力量的影响，每个人都将实现个人与周围环境的交互作用。生涯发展过程是一系列接连不断选择的结果，当人们做出选择时，需要权衡这些选择的收益、代价和风险。在心理上表现为心智与人格逐渐趋于成熟与变化，在社会角色与责任义务上表现为不断地角色转换，最终形成自己的独特的价值观念、工作态度和生活方式。对任何人来说没有十全十美的生涯道路，但可能存在最适宜自己的生涯路径。

职业生涯。是指一个人在其一生中所承担工作的相继历程，所有的与职业相联系的行为与活动，以及相关的主观感知如态度、价值观、愿望等连续性经历的过程。它有以下几个含义：职业生涯是个体行为经历，而非群体或组织的行为经历；职业生涯实质是指一个人一生之中的工作任职经历或历程，是客观的如工作职位、职责、决策和工作生活；职业生涯也包括对职业相关事件的主观感知，个人价值观、工作态度、各种期望以及对工作经历的感受等。职业生涯是一个寓意着具体职业内容的发展概念，是动态的、连续性经历过程。不仅表示职业工作时间的长短，还含有从事何种职业工作、职业的发展阶段、由一种职业向另一种职业的转换等职业发展、变更经历和过程。每个工作着的人都拥有自己的职业生涯，无论他从事何种职业、位居何种地位、工作稳定性如何。即一个人无论职位高低、无论何种职业、进步快慢、无论职业成功与失败，都有自己的职业生涯。

中国学者吴国存将职业生涯分为广义的和狭义的两种。广义的职业生涯是指从职业能力的获得、职业兴趣的培养、选择职业、就职、到退出职业劳动一个完整的职业发展过程，从 0 岁起点开始。狭义的职业生涯是指直接从事职业工作的这段时间，其上限是从任职前的职业学习和培训开始。

3．职业生涯的主要影响因素

职业生涯受个体、家庭、组织、社会等诸多因素影响，主要影响因素如下。

个体：根据个人需求、心理动机、价值取向和能力等在对不同职业进行评价的基础上，从社会众多的职业中选择其一，就业后从若干个人发展机会中进一步做出职业生涯调整，这种选择和调整是为了取得职业发展的成功，赢得他人和社会的认可，获得自身更大的满足。个体年龄因素：年轻精力充沛，职业目标和择业标准较高。中年更加成熟，职业目标、择业或转职标准会更加实际，以适合社会和组织的需求。

家庭：家庭环境深刻地影响着人生，它会潜移默化使人形成一定的价值观和行为模式，还会受家庭成员影响。掌握一定的职业知识和技能，必然会从根本上影响一个人的职业理想和人生目标，影响择业方向、选择中冒险与妥协的程度以及职业态度、工作行为等，家庭是影响职业生涯的重要因素之一。

组织：职业生涯发展的主体是员工个人，但组织作为载体是员工职业发展的平台，当一个个体选择了职业和组织后，组织对员工的职业发展会产生影响巨大，有时甚至是决定性的。组织的职业发展环境、组织文化、组织价值观及价值取向、组织发展的战略目标等都会影响员工的职业发展。

社会：社会的政治经济形势、社会文化习俗、职业的社会评价及时尚等宏观社会环境决定着社会职业结构、岗位数量、出现的随机性，从而决定了人们对不同职业的认定和步入职业生涯、调整职业生涯的决策。决定了社会职业的变迁和人的生涯的不可抗拒、不可逆转的变动规律。学校、工作单位、社区、家族关系、个人交际圈属于微观社会环境，它形成人的社会网络，决定了个人生涯的具体机遇。

教育状况：一是受教育的程度，不同的教育程度的人在职业选择与被选择时具有不同的能量，关系着职业生涯的开端、适应和以后的晋升、发展。二是接受教育的专业、职业种类，对职业生涯有决定性的影响，选择职业甚至转换职业，也往往与所学专业或所学专业知识、技能有联系。另外，接受教育的等级、院校、学科门类、教育思想等不同，也会带来不同的思维模式和意识形态，在其职业生涯中产生不同的态度对待自己、对待社会、对待职业选择与职业发展。

职业机会：是随机出现的、具有偶然性的。包括社会各种职业就业岗位对个人而言的随机岗位，也包括所在组织给个人提供的培训机会、发展条件和向上流动的职业发展机会等，虽然机会对个人来说是"可遇而不可求"的，同时，机会也是"为有准备的人的"，提高自身素质、发挥能动性，就能寻找到适合自己的、新的、较好前景的发展机会。

1.2.2　职业生涯管理

职业生涯管理定义的版本较多，如"职业生涯管理是一种对个人开发、实现和监控职业生涯目标与策略的过程""职业生涯管理是对一个人一生工作经历中从事的一系列活动和行为进行的规划和管理""职业生涯管理是通过分析、评价员工的能力、兴趣、价值观等，确定双方都能够接受的职业生涯目标，并通过培训、工作轮换、丰富工作经验等一系列措施，逐步实现员工职业生涯目标的过程""职业生涯管理是组织为员工设计的职业发展和职业援助计划，与员工个人职业规划有明显不同"。张英在《医院人力资源管理》一书中认为"职业生涯管理定义为一种程序，此程序可以让员工更好地理解和开发他们的职业技能和兴趣，并很有效地在组织内和离开组织后运用这些技能和兴趣"。

　　归纳起来认为，职业生涯管理就是组织和员工一起参与的、确定员工职业生涯目标、采取系列有效措施、提升员工职业技能和兴趣，实现员工职业生涯目标的过程、程序或安排。被管理的是如何实现员工的职业生涯发展，所以需要组织和个人双方的协调配合和共同努力。根据管理行为的主要主体不同可以区分为两个方面：从组织管理者的角度来看可以理解为员工职业生涯管理，是指组织将员工个人职业发展和组织发展有机结合起来，在对员工个人职业发展的主客观条件进行分析、总结的基础上，对员工职业发展的每一步做出科学合理的安排，协助员工选择适合的岗位、进行职业生涯规划设计、制订并实施相应的教育培训计划、提供员工成长和发展的条件、根据对员工的再评价干预员工的个人的职业生涯规划，保持对员工职业发展与自我实现价值条件支持的一个动态调整和管理的过程。从员工个人角度看职业生涯管理可以称之为职业生涯规划，它自培育个人兴趣、选择职业方向和接受教育就开始了，是指个人与组织相结合，在对个人职业发展的主客观条件进行测定、分析评价和总结的基础上，权衡自己的兴趣爱好、职业倾向、特点、能力和需求，结合社会发展的职业地位、时代特点确订制定职业目标，并为实现这一目标做出行之有效安排的动态过程。一般在选择职业、选择组织、选择工作岗位后或再次做出选择后，需要结合组织或新选择组织的需求和战略目标对个人职业生涯规划作适当调整，以适应组织需求，更好地促进个人职业目标的实现。

1.3　职业发展管理相关理论

　　美国科学家 Holland 说"理论很重要。没有理论，我们就像无头苍蝇，对未知领域做大量无效的尝试；拥有理论，我们就能从纷繁复杂的现象中抓住本质。理论是路标，是向导，拥有它，我们才能明白事物的本质和因应方法"。员工职业发展管理者高度重视理论指导实践，在职业发展管理中需要理论的指导。目前，职业发展理论研究视角已从职业前个人特征测试指导职业选择、预测职业后行为，拓展到整个职业发展过程。这里主要介绍职业倾向/职业选择相关理论、职业发展相关理论、职业生涯高原理论、工作-家庭关系相关理论、职业发展道路理论等。

1.3.1   职业发展相关理论的产生与发展

理论的产生需要 3 个前提条件：现实需求、知识积累、相关工具，职业相关理论的产生也离不开这 3 个条件。19 世纪末，美国进入工业时代，农业领域就业机会减少，工业革命改变了社会条件和工作环境，社会分工细化、复杂化，对工人的技能提出更高要求，职业指导变得迫切。此时心理学特别是心理测量学已发展成熟，为职业指导理论产生提供了心理学知识和测量工具的准备，社会学家、教育家发起了一场教育个人了解自己、了解职业、找到适合自己工作的职业指导活动。职业相关理论产生需要的 3 个条件具备了：工人迫切需要职业指导、心理学发展提供知识积累、心理测量学发展提供心理测量工具，初期的职业生涯理论（职业指导）在美国产生。职业管理主导理论逐步完善，20 世纪中叶前后成型于西方工业发达国家，主要是美国。如帕森斯的人职匹配理论、舒伯的生涯发展阶段理论、施恩的职业锚理论等在那个时代相继产生。进入 20 世纪的 1978 年中国开始了改革开放，打破了"大锅饭""铁饭碗"，颠覆了中国传统政府"包就业"、组织"安排工作、安排岗位"的职业状态，"自主择业""跳槽""下岗""再就业"成为常态，随着我国工业化、城市化、振兴乡村等变革进程的加快，职业环境、职业和职业人员都在发生巨大变化，带给人们（包括农民）职业选择的自由的同时，也带来了如何选择职业、如何规划职业、如何提高职业胜任力、如何实现人生目标等个人职业发展不能回避的问题。西方职业生涯及职业发展管理相关理论被引入我国，得到广泛引用、传播和发展，对我国员工职业发展管理实践发挥了理论指导作用，对我国职业相关理论的研究产生巨大借鉴作用，职业生涯管理也成为经济学、社会学、管理学、心理学的研究主题之一。随着社会高速发展，信息化、大数据、智慧＋的发展，现代职业环境不断地变化，用一些经典职业生涯理论解释当代职业生涯、职业发展管理的现实问题，的确遇到了许许多多的挑战，已引起管理学界及广大学者们的重新审视。可以说当今时代又到了新理论产生的前夜，新职业发展理论产生的 3 个条件已具备：一是一百多年的职业生涯理论的积累，为新理论创新奠定了知识和学术基础；二是现代工作场所、劳动力市场、个体的职业生涯、职业环境等都在经历前所未有的变革，需要新理论的指导和引领；三是大数据发展和统计分析方法创新为新理论创新提供了现代的工具。作为职业发展研究者、学者及组织管理者特别是人力资源管理者，不管是用于指导职业发展管理实践，还是进行理论研究或创新，都要了解职业发展相关经典理论。

1.3.2　职业倾向、职业选择相关理论

人们一般从选择职业开始个人的职业生涯，也就是说从社会众多职业中选择适合你的职业，就选择了你的职业生涯。个性特征、职业倾向和组织职业要求的平衡决定了个体职业选择。

1. 人与职业相匹配理论

1909 年，美国学者弗兰克．帕森斯在其著作《选择一个职业》一书中提出了人与职业相匹配的职业选择理论。主要观点是人与职业相匹配是职业选择的焦点，每个人都有自己的人格特征，不同人格特征的人都有与其相适应的职业类型，人们应寻求选择一个与自己人格特征相一致的职业。也就是说，人们在选择确定一个适合自己特点又能够获得的职业时，要评估认识个人特征和差异，收集和利用职业信息，实现人职匹配。该理论认为实现明智的职业选择要具备 3 个因素：一是要认识自己、正确评价自己。通过素质测评、心理测量、自我分析等方法，对个人自身的兴趣爱好、气质性格、价值取向、身体状况及能力、目标、背景、资源等进行自我评估，找出个人特征。二是分析社会职业，收集社会各职业信息。如职业性质、薪酬待遇、工作条件、学习培训、晋升机会，了解职业条件要求如能力、学历、身体及其他能力要求，了解职业所需的专业训练、就业的机会等。通过收集的信息，分析得出职业对人的综合要求和选择就业的机会。三是平衡好以上两个因素。基于前两个因素所发掘的信息，在清楚地认识到个人主观条件特征和职业岗位要求的客观条件基础上，将两个条件与社会职业岗位相对照和匹配，推断出最佳选择，抓住机会选择确定一种与个人特征相匹配又可获得的职业。帕森斯这一理论为人们解决职业指导和职业选择问题有深刻的指导意义，为职业选择的决策提供了非常有逻辑的理性方法。

2. 个性与职业类型理论

美国心理学家、职业指导专家约翰·霍兰德于 1959 年提出人职互择理论，类型相同的人与职业会相互吸引，某一类型的人只有从事类型相同的职业，才能发挥其所长做好工作，获得职业成就感。该理论的核心假设是，职业满意、职业稳定程度、职业成就取决于一个人的个性与其工作环境的匹配。他把人的个性分为 6 种类型：现实型、研究型、艺术型、社会型、企业型和常规型，把职业也分成相应地 6 种类型（表 1.1）。通过分析和评定个人的人格特点，确定其人格类型，可以为组织和个人预测适宜的职业，设计最佳的匹配方式，指导组织和个人的职业生涯规划。验证研究支持匹配的个体比不匹配的个体更满意且更少可能性去改变环境的预测假设。

表 1-1　霍兰德的 6 种人格类型及相应职业

人格类型	人格特点	职业兴趣	代表性职业
现实型	真诚坦率、重视现实、讲求实际、有坚持性、实践性、稳定性	手工技巧、机械、农业、电子技术	体力劳动者、机械操作员、飞行员、农民、卡车司机、木工、工程技术员
研究型	分析性、批判性、好奇性、理想、内向、有推理能力	科学、数学	物理学家、化学家、数学家、经济学家、各类研究人员、外科医师等
艺术型	感情丰富、理想主义、有想象力、有直觉、有主见、情绪化、易冲动	语言、艺术、音乐、戏剧、书画	记者、作家、音乐家、剧作家、导演、画家、雕刻家、建筑师等
社会型	合作精神、友好、帮助人、和善、爱社交、易了解	与人有关的事、人际关系的技巧、教育工作	临床心理学家、咨询师、传教士、老师、社交联络员等
创业型	冒险、雄心壮志、精神饱满、乐观、自信、健谈	领导、人际关系技巧	经理、推销员、政治家、律师、采购员、行政领导者等
常规型	谨慎、有效、无灵活性、服从、守秩序、能自我控制	办公室工作、营业系统工作	出纳员、统计员、图书管理员、行政管理助理、打字员等

运用这一理论的关键是对个人人格类型的分析和评定。但实际上大多数人的个性可能同时包含有两种以上的人格类型。霍兰德提出了一种六边形的职业个性选择图（图 1-1），他认为一个人这些性向越相似或相容性越强，在选择职业时内在冲突和犹豫就越少、越果断，图中相邻又相近的两种个性的相容性越高，相对又相远的相容性越差，如果一个人具有的两种个性在图中是相邻的，他将很容易选定一种职业，如果此人的个性是相对的，将使他很难在截然不同的职业之间选择，他的职业选择将面临困难。

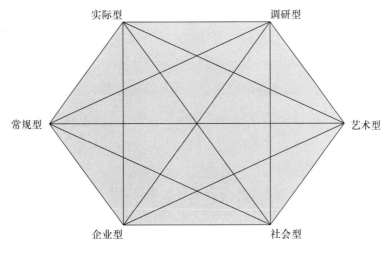

图 1-1　职业个性选择图

3．Myers-Briggs 个性心理测试

1990 年 Myers 和 McCaulley 开发了 MBTI（Myers-Briggs Type Indicator）问卷，问卷涉及人在不同的环境中的感觉及行为意愿，通过问卷进行人的个性评估，辨别个体的不同偏好。它从 4 个层面测试诊断个性的心理特征：第一个层面在性格（外向 / 内向）方面，与人们对周围世界的互动有关。反映个体对外部世界的人和事感兴趣，还是对内部世界的概念和思想感兴趣。外向型的人通过人际关系、主动与人交往互动获得动力，往往把精力放在身外的世界。内向型的人通过个人思考、感觉获得动力，陶醉于自我的内心世界，矜持、喜欢独处、心理活动居多、先想后做，不喜欢受人关注。第二个层面在信息收集（感觉 / 直觉）方面，与人们的知觉和信息收集有关，反映个体注重事实，还是侧重愿望。感觉型的人，注重自己 5 种感官感觉到的当前的、具体的、实际的事物，相信可测量、能记录的、真实可靠的事，倾向于收集详细的事实资料，也相信自己的个人经验。直觉型的人，更相信"第六感觉"（直觉）收集信息，关注那些可能的、理论性的、将来的信息。对事情寻求内在含义，善于理解表面信息以外的含义，不愿意维持事物现状，总能预示事件的未来发生。第三个层面在决策（思考 / 情感）方面，与人们做决定和做结论的方式有关。思考型的人，把他的决策、判断建立在逻辑推理分析和客观发现基础上。善于客观分析。情感型的人，他的决策、判断主要是以个人主观的价值观、感觉为基础。往往只考虑对于自己或与决策有关的人来说较为重要的事情，而不考虑事实上应该如何，

却常富有同情心、能体贴人。第四个层面在生活方式方面（判断／领悟），与个体用判断还是领悟的方式对待外部世界有关，注重条理性还是随意的生活。判断型的人条理性强、有一定封闭性，生活有条不紊、事事井井有条，凡事要断个分明、喜欢决策、确定性。领悟型的人在得出结论前，会收集更多信息，开放灵活适应，理解生活、生活散漫随意、不是努力控制生活，喜欢尝试、冒险、模糊性。

MBTI 具有较好的信度和效度，是广泛使用的个性评价工具，用于职业指导和帮助职业选择。外向／内向，用于一个特殊职业中的恰当的工作情景的选择。感觉／直觉，判断适合从事处理事实的职业还是权衡可能性的职业。思考／情感，评价善于处理客观事物还是善于那些与人相关的事。判断／领悟，帮助判断适合什么类型的工作。

4．职业锚理论

职业锚理论是由美国著名的职业指导专家、美国麻省理工学院斯隆管理学院施恩教授最早提出的。他认为，职业锚是指当一个人面临职业选择的时候，他无论如何都不会放弃的职业中至关重要的东西或价值观，他选择的职业必然含有最难以舍弃的那种东西。职业锚理论认为职业生涯发展是一个持续不断的探索过程。在这个过程中，每个人在不断的审视自己，评估认识自己的天资、动机、需要、能力、态度和价值观，在自我认识基础上形成明晰的与职业有关的自我概念，最终在潜意识里找到一个主导的长期稳定的职业定位"职业锚"。就像"锚"的含义一样，职业锚就是一个人选择和发展自己职业的"锚"。它解释了一个人无论怎样变换职业类型，职业变化中总有很大的一致性。每个人的职业锚就是个人的职业自我观，是一个人在职业实践中不断自我认识的结果：是以职业环境中的实际成功为基础的自省的能力和才干；是以实际情境中的自我测试、自我诊断的机会以及他人反馈信息为基础的自省的需要和动机；是以个人、组织和工作环境的准则、价值观之间的实际碰撞为基础的自省的态度和价值观。施恩的职业锚分为八个类型，见表 1-2。

表 1-2   施恩的职业锚类型

技术／职能型	这类职业锚的人自我意象与所处特定领域的能力感密切相关，注意力集中在自己实际技术或职能内容，倾向于选择能够保证自己在既定的技术或技能领域中不断发展的职业，职业发展也是围绕着自己擅长的技术或特定能力进行。喜欢面对来自专业领域的挑战，追求在技术／职能领域的成长和技能的不断提高，以及应用这种技术／职能的机会。对管理本身不感兴趣，因为这将意味着他们放弃在技术／职能领域的成就。他们的成功取决于自己是自身领域的专家带来的反馈和这些领域中不断地挑战性作业，不是提升或金钱奖励。如外科医师。

续表

管理型	这类职业锚的人表现出强烈的管理动机，需要分析能力、人际交往能力和感情能力的组合，某一个能力不一定比其他职业锚倾向的人强，但可以跨部门整合其他人的努力成果。与技术型相对立，比较注重任务大小、挑战性的程度和责任量，把承担较高责任的管理作为终极目标，追求并致力于工作晋升，独自负责一个部分，希望上升到全面管理的位置，想去承担整个部门的责任，并将组织的成功与否看成自己的工作。具体的技术／功能工作仅仅被看作是通向更高、更全面管理层的必经之路，职业发展路径沿着组织的权力阶梯攀升。如政府领导。
自主／ 独立型	这类职业锚的人企图摆脱组织约束，希望随心所欲安排自己的工作方式、工作习惯和生活方式。追求能施展个人能力的工作环境，他们愿意放弃提升或工作扩展机会，也不愿意放弃自由与独立。有强烈的自主需求，不依赖别人，自己决定自己的命运。希望选择自己能够安排时间、自己决定生活方式和工作方式的职业。如作家、咨询师。
安全／ 稳定型	这类职业锚的人追求工作中的安全与稳定感。希望在熟悉的环境中维持一种稳定的、有保障的、财务安全的职业，依赖组织根据他们的情况做出工作安排，以保证工作安全。他们可以预测将来的成功从而感到放松。他们关心的稳定感包括诚信、忠诚以及完成老板交代的工作。尽管有时他们可以达到一个高的职位，但他们并不关心具体的职位和具体的工作内容。更容易接受组织对其职业的定义，如政府公务员。
创造型	这类职业锚的人职业选择和发展都是围绕创造性工作而进行的。追求自主权、管理能力的目的是施展自己的特殊才干，建立一种有保障的命运，满足他建立或创造某种东西、一种完全属于他的杰作的需要。为此，愿意去冒风险，并克服面临的障碍。他们想向世界证明公司是他们靠自己的努力创建的。他们可能正在别人的公司工作，但同时他们在学习并评估将来的机会。一旦他们感觉时机到了，他们便会自己走出去创建自己的事业。职业成功的标志是自己创造出新产品、新服务或创新发明，或创办一家自己的企业。如开发程序的软件工程师。
挑战型	这类职业锚的人喜欢新颖、多样、富有挑战的工作，往往能够解决他人难以解决的问题、克服他人无法克服的困难、战胜强硬的对手。对他们而言，参加工作或职业的原因是工作允许他们去战胜各种不可能。新奇、变化和困难是他们的终极目标。如果事情非常容易，它马上变得非常令人厌烦。成功意味着打败能干的对手。如职业运动员。
服务型	这类职业锚的人一直追求他们认可的核心价值，例如：帮助他人，改善人们的安全，通过传播知识来指导人们走向成功。他们一直追寻这种机会，即使这意味着即使变换公司，他们也不会接受不允许他们实现这种价值的工作变换或工作提升。
生活型	这类职业锚的人喜欢允许他们平衡并结合个人的需要、家庭的需要和职业的需要的工作环境。他们希望将生活的各个主要方面整合为一个整体。正因为如此，他们需要一个能够提供足够的弹性让他们实现这一目标的职业环境。甚至可以牺牲他们职业的一些方面，如提升带来的职业转换，他们将成功定义得比职业成功更广泛。他们认为自己如何去生活、在哪里居住、如何处理家庭事务，以及在组织中的发展道路是与众不同的。

　　总之，职业锚就是自身价值观、动机的集中体现，它不是静止的，明显带有发展性的，试图反映个人对明确的自我概念的追求、并且是持续终生的追求。它的意义在于：个人逐步充分认识自我，识别个人职业抱负模式和职业成功标准，为其职业选择和职业发展计划发挥指导作用。

1.3.3　职业发展相关理论

作为个体，人生可以分为幼年、少年、青年、成年和老年5个阶段，每个阶段都在不断地自我认知、形成个性特征，影响着个人生涯和职业发展。每个人的职业生涯发展也要经过几个阶段，每个职业阶段对个人的知识水平及对职业的倾向、偏好程度都会有重大影响，影响个人职业发展、职位变动甚至职业变动。基于组织角度的职业发展理论是以组织特征为核心，如组织结构、组织职能，再以个体对这些组织特征的适应、完成组织职能进步、在组织结构中职位运动等讨论员工职业发展，重点关注员工入职到离职的职业发展。

1. 职业生涯阶段理论

金斯伯格的职业生涯发展阶段理论。他根据长期对职业生涯发展的研究，特别是从儿童到青少年阶段的职业心理发展过程研究及从儿童到成年早期和成熟过程中的职业选择的想法和行动研究，把职业阶段划分为4个阶段，分别是幻想阶段（儿童时期）、尝试阶段（青少年期）、过渡阶段（青年期）、现实阶段（成年期）。该理论对实践产生过广泛影响，它描述的职业生涯阶段主要是就业前人们的执业意识的产生、变化与发展或职业追求的变化与发展过程。

萨伯职业发展5阶段理论。他以人的自我概念的发展为依据，把职业发展划分为5个主要阶段：成长阶段（0～14岁）。开始自我认知，形成个体的自我概念；探索阶段（15～24岁）。学习、探索并保留那些带来满足的自我概念，完成职业准备和职业选择；确立阶段（25～44岁）。进一步探索和尝试，确立适合自己的稳定领域和职业；维持阶段（45～64岁）。维持既有成就及社会地位，保持工作和家庭之间和谐关系，力求稳定；衰退阶段（65岁以上）。为退休做准备和开始退休生活。现实中的职业生涯是一个持续的过程，各阶段并没有明确的时间界限，因人、因外在环境而异。所以，以年龄划分职业生涯阶段往往与现实相差较大。

格林豪斯的职业生涯发展阶段理论。他按不同年龄职业生涯面临的主要任务不同划分职业生涯发展阶段：职业准备（典型年龄段0～18岁）。主要任务是发展职业兴趣、接受职业教育；进入组织（典型年龄段18～25岁）。主要任务是获取足量信息基础上，进入理想组织，选择适合自己的、较为满意的职业；职业生涯初期（典型年龄段 25～40 岁）。主要任务是学习职业技术，提高职业能力，融入组织，适应组织要求和职业要求；职业生涯中期（典型年龄段 40～55 岁）。主要任务是重新评估前期职业生涯，强化或改变自己的职业理想，进一步明确职业目标并为之奋斗，成就自己；职业生涯后期（55 岁至退休）。主要任务是保持已有职业成就，准备退休。该理论把年龄段与主要职业发展任务相结合，更具有指导实践的意义。

我国职业生涯发展阶段理论。我国学者在西方职业发展理论基础上，结合我国国情及文化，研究总结我国员工职业生涯发展规律，将职业生涯过程划分为 4 个阶段：职业探索阶段，一般在 28 岁左右，因学历、知识储备不同时间长短不同，但较西方相对长。员工对职业进行探索性选择，试图通过职业变换选定适合自己的并将长期从事的职业。这个时期的员工探索不同工作的欲望强烈，具有调换不同工作或岗位的愿望。职业发展阶段，28～40 岁，"三十而立"，首要任务是选定职业方向并为之努力拼搏。这阶段的员工有抱负、有追求、有进取，同时最关心自己的成长、发展和晋升，是最出成绩的阶段。职业中期阶段，40～55 岁，"四十而不惑"，这一阶段的员工自我认识深刻，职业发展出现分化。由于个人职业目标、发展的基础、把握发展机会多寡和能力不同，一部分有获得职位更大晋升或专业技术更大提高希望的人，开始向自己职业生涯的高峰进军。另一部分职业目标低、机会少的人，职业发展停滞，开始追求舒适的家庭生活和业余活动。职业后期阶段，55 岁左右到退休，职业生涯的最后阶段。这个阶段的大多数人职业发展期望减退，维持目前的成就、地位。

2．基于组织特征的职业发展理论

基于组织特征的职业发展理论是以组织结构、所需职能等特点为核心，以个体对这些组织特征的适应、在组织结构中职业的变动等描述员工职业发展的理论。如美国管理学家艾德加·沙因提出关于职业发展的职业圆锥三维空间结构模型，该理论指出组织中员工职业发展沿着组织内部三维结构的 3 种运动途径发展。第一种发展途径是垂直运动。指个体在组织的层级排列中的变化，是职位的提升或下降。员工成功的标准一般是在组织职务阶梯上不断提升，相反向下运动则象征着失去影响、地位和奖励。第二种发展途径是辐射运动。指个体在组织中的职业发展位置属于核心层还是边缘层。员工向组织核心集团运动靠近核心层，但并不一定伴以职位提升，却可增加在组织中获得重任及一些特权机会，就会获得组织的一些机密，由执行决策，到了解决策过程，甚至参与决策。是很好的自我实现，也会增加升职或改变头衔的机遇。远离核心层则相反。第三种发展途径是平面圆周运动。指员工的职业发展从一个部门或职能上运动到另一部门或职能，不是晋升到上一职位，而是在同一级别的不同职位水平移动。这种运动，一是使员工对工作有新鲜感，创造新的学习机会；二是使员工掌握不同部门的信息，更全面地了解组织；三是为员工寻求新的职业发展或升职提供更多机会。

1.3.4 职业生涯高原理论

20 世纪 70 年代，"石油危机"导致美国等西方国家许多企业重组、兼并、收购，组织内中高层职位减少，较多的员工在低的组织机构水平上进入了职业停滞期，并引发一系列问题，鉴于这些问题费伦茨（Ference）等人提出了职业高原概念，并引起学者们对这一概念的持续广泛关注和讨论，使得职业高原的含义不断扩充，概念不断深化完善，但是职业高原的内涵一直存在争议，学者对职业高原的维度与测量评价也不相同，有些研究结论并不一致。

1. 职业高原概念与含义

不同视角对职业高原的定义和含义侧重点不同。以员工绩效和晋升可能性角度，职业高原是职业生涯发展的一个点，在这个点上，向上的职业发展变得不可能，区分为两种情况：有效的职业高原指绩效水平高但晋升可能性不大的职业高原；无效的职业高原指绩效水平低而且晋升可能性不大的职业高原。从晋升和流动两个角度定义，职业高原是由于员工长期处于一个职位，在未来的职业流动包括垂直的和水平的流动，变得不太可能的状态。从责任角度定义，职业高原是员工在工作中承担更大或更多责任和挑战的可能性非常小的状态，这是基于这样的一个现实，员工职业职位没有晋升但可能被赋予更多的责任或职权；另外，职位提升了但责任或权利可能被消减。从主观认知的角度定义，职业高原就是当个人觉得未来职业发展的可能性很低的状态。

2. 职业高原的维度与测量

有关职业高原维度与测量的研究十分丰富，由于研究视角与对象不同对职业高原维度的划分与测量评价也不同。并且经过了一个从客观到主观、从单维观到多维观的变化过程。20 世纪 90 年代前主要是单维度与客观测量，如把工作年龄作为划分职业高原的标准，39 岁以下的员工为非职业高原期员工，45 岁以上为职业高原期员工。再如把任职时间作为测量职业高原的标准，规定员工在其岗位上任职时间达 5 年或者 5 年以上，没有获得晋升或工作变动则该员工进入职业高原期。使用客观、单维观方法对职业高原划分和测量虽然直观，但不能反映和很好地解释员工的心理活动、工作态度的变化。20 世纪 90 年代以后逐渐转向主观视角多维度划分和测量，较为认可的有：内在主观高原、外在主观高原与客观高原三维度观。主观高原是员工个体主观感知自身职业发展到了一定的停滞阶段，强调员工个体的主观感知，不论在当前职位上的时间长短，自己认为未来晋升的可能性很小。内在主观高原是员工对组织内晋升机会的感知，而外在职业高原是员工对能否在组织外找到更好工作机会的感知。客观高原是通过客观的测量可以观测到的员工在某一职位上的停滞，一般是通过从事某一职位上的时间来测量。从原因视角出发的个人高原与组织高原两维度观。员工缺乏获得更大进步向上晋升所需的动机、热情、方向和能力，导致个人职业发展停滞是谓个人高原；组织高原是由于组织内缺乏相应的职位而使员工无法晋升导致的职业高原。内容高原、结构高原和个人高原三维度观，员工已掌握了与工作相关的所有技能和信息以后，在工作中缺乏进一步提高自身知识与技能的机会或挑战时，出现职业发展的停滞状态，为内容高原。向上的晋升很大程度上被较少的职位限制，或向上晋升存在很大困难达到职业高原为结构高原。从组织变革诱发员工对职业发展的态度变化角度，有学者提出专业高原，不仅关注工作内容是否有挑战性，还关注现有工作是否让员工能够掌握新技能以提高未来的市场竞争力。我国学者基于国内研究对职业高原的维度本土化，提出职业高原三维度即内容高原、层级高原与中心化高原。个人在组织中能够承担更多责任或挑战的可能性很小就形成了中心化高原。有国内学者从四个维度提出职位发展高原、工作心态高原、需求满足高原与技能信息高原。

新加坡学者从个体对自身未来职业发展的感知角度定义职业高原，在此基础上提出了用主观评价的方法测量职业高原，强调个体对职业发展的主观感知，并认为个体对目前工作状态的审视、评估，决定着个体在工作中会采取的对策。即员工自我感知自己在职业发展上更进一步的可能性很小，虽然这种主观感知并不一定是他未来真实的职业发展，也会决定他对当前工作态度、行为和未来的职业发展计划。

3．职业高原的影响效果

更多的研究倾向于职业高原的影响效果是有一定负面影响作用的，认为员工一旦感知到自身职业发展处于停滞状态，晋升可能性很小、缺乏承担更大责任或挑战的机会等职业发展更进一步的可能性很小时，他们会产生工作压力、挫败感、失落感、失去信心。诱使员工陷于消极状态，同时对组织产生不满情绪，对组织满意度降低，对员工未来的职业发展产生一些消极的态度和行为。工作投入会更低，离职意愿会更高，但也有相反的研究结果。对工作动机、工作绩效的影响尚未厘清、众说纷纭。

也有学者认为职业高原是一种普遍性的职场现象，是组织形成和发展的必然结果。现代科技的发展和加剧的市场竞争颠覆了传统职业发展的路径，扁平化、精简化和智慧化的组织结构使得更高职位减少，员工向上流动的竞争更加激烈，几乎所有员工面临无法晋升的困境。然而有学者研究认为职业高原是一种"健康"状态，处于职业高原的员工是处于职业发展过程中的一个相对稳定期，也是收获职业满意的重要途径。员工可以利用此时期充分的时间和机会，去接触新的领域、学习和提高自身知识、技能，做好进一步职业发展的知识储备，也可以分出更多时间与家人分享生活、陪伴家人，和谐家庭关系，达到工作家庭两不误。

1.3.5　工作－家庭关系理论

工作－家庭关系问题是一个普遍存在的社会学和心理学现象。个人职业发展的每一个阶段都与其家庭因素密切相关，支持或反对、协调或冲突、满足或失望、动力或阻力。自20世纪50年代以来，国内外学者已开始深入探讨工作与家庭的关系，并形成了工作－家庭相关理论成果。

1．工作－家庭边界理论

工作－家庭边界理论是由美国学者克拉克提出的，该理论认为员工每天在工作和家庭两个领域内转移，塑造了两个领域和之间的边界，又影响边界跨越者与这个领域以及与其中成员之间的关系。员工在工作和家庭的边界中徘徊，是工作与家庭系统之间的主要联系者，而工作与家庭系统之间的联系不是感情。该理论解释了边界跨越者和他们的工作及家庭生活之间复杂的作用，工作和家庭的相互影响是全面而深刻的，人们既塑造环境又被环境所塑造所影响。组织可以通过调节范围和边界增加工作和家庭之间的平衡，并为个人和组织提供了一些维持工作 - 家庭平衡的工具。

2. 溢出与补偿理论

溢出理论是指员工尽管存在工作和家庭之间身体上的暂时边界，但在一个领域的感情和行为会带到另一个领域并影响这个领域。如员工个人家庭成员之间矛盾导致糟糕的情绪可能会带到工作中去，影响工作领域迁怒于组织及同事，反之经过一天糟糕工作的员工可能把坏的心情带回家而迁怒于家人。补偿理论认为员工在家庭和工作之间存在相反的关系，在一个领域有所丧失或不满足就会在另一个领域更加投入，企图弥补所丢失的或得到满足。如家庭生活不满意的人，在工作中却很努力，企图追求工作上的满足。

1.3.6　职业发展通道的理论

所谓职业发展通道，是指一个人变换职业所走的路线或者途径。员工职业发展通道设置是组织对员工职业发展管理的核心，为各类员工设置好职业发展通道，员工在组织期间的职业发展沿着它来变换职位，指引员工朝着目标努力，调动员工工作动力。

1. 职业发展通道的特点

一是职业发展通道是组织所铺设的服务于员工个人职业发展的路径，是在某一特定职业内的职位升迁或权责增大。二是职业发展通道是一条柔性职业发展路线。就某一条职业发展通道而言，不是每个员工的必经之路，员工可以走这条路，也可以不走此路，就是走这条路也不一定走到底。如沿着纵向行政级别职业发展路线向上行走，有的走到中途科级、副处级或处级停顿下来，有的则一直向上走到厅局级、省部级，甚至更高层级，有的走到中途拐弯了，不再沿着行政级别的道路走，改到其他职业发展通道上。三是传统上一些职业组织的职业发展通道是高度结构化的。如医师其职业发展就是沿着住院医师、主治医师、副主任医师、主任医师的职业通道进行，每一个层级相隔 5 年的晋升需同时具备多个条件，且标准要求高。

从上述医师职业发展通道案例可以看出，在传统的职业发展中，专业技术职业发展通道所提供的升迁通道十分狭窄。同时，人们普遍认为管理上的晋升相对快而往往也是成功的标志，所以，如果专业技术人员希望得到地位和高薪，他们会放弃科研放弃专业技术去做管理。为克服传统职业发展通道的缺点，结合职业发展的特点，很多组织制订了双重或多元职业发展系统，给专业技术人员或其他人员以更多的职业发展机会。

2．双重职业发展通道模式

双重职业通道模式，是为专业技术人才设计的一条职业发展的通道，满足大部分专业技术员工的职业发展需要（具体内容见第 6 章）。一条是专业技术职业发展通道，走专业技术职业发展的员工沿着这条道路可以通达高级技术职位。另两条是管理职业发展通道，走管理职业发展的员工可以沿着这条道路可以通达高级管理职位。在这种模式中，员工可以自由选择在专业技术发展通道上或是在管理发展通道上发展。假如在三条职业发展道路中，员工薪酬和升迁机会都相近，员工会去选择最适合自己兴趣和能力的职业发展道路。

3．混合职业模式

随着复杂工作环境和模块化工作任务的出现，有学者提出混合职业模式，这种模式可以让人们在不同的职业发展道路上比较容易、连续而且同时转换。后来又有学者在此基础上，提出了四种职业发展道路：一是管理职业发展道路。这条通道通常被认为是成功的职业发展道路，是一条让员工脱离专业技术工作走上管理岗位的职业发展道路。最吸引人的是它带给员工权力、地位和声望。二是技术专家职业发展道路。是指员工朝着专业领域向上发展的职业发展道路。有些专业技术员工不喜欢管理工作，也不具备管理才能，这条通道是一个好的选择。员工走专业技术职业发展道路，当好技术专家，将其技能贡献给组织，却不必成为管理者。值得注意的问题是员工往往会获得从事专业技术能力的提升，却没有获得职位上的晋升。以上通道不论是管理方面抑或技术方面，每个层次上的报酬都应该是可比的。三是横向技术职业发展道路。是指脱离原来的技术专业，转向其他技术领域或者部门，这种转变并没有带来职位的晋升。对于相当数量的员工来说，采取横向工作职位转变使员工焕发新的活力，迎接新的挑战。虽然没有职位晋升，也无加薪，然而员工可以增加自己对组织的价值，使自己获得新的发展机会。四是项目导向的职业发展道路。是针对那些希望获得有挑战性的工作机会，而不在乎职位上的晋升的人而设计的。

（王炳臣）

第2章　医疗健康职业特征及价值观

医院工作紧紧围绕人民健康这个中心，保障人民健康是其神圣职责。担负着对患者疾病治疗、预防、康复及健康管理，负有"救死扶伤、治病救人"的责任，还担负着医学研究和教学任务，服务对象是"人"，因此，医疗健康职业有着鲜明的职业特征和高尚的价值观要求。从事医疗健康职业的员工，在职业道德、价值观及职业能力等方面有着特别的要求。

2.1　医疗健康职业特征

医疗健康职业一直伴随着人类文明进步和社会发展，随着人类文明和社会发展医疗健康职业也在不断发展、变化。如今，现代医疗技术日趋成熟，医疗健康职业标准规范不断完善，现代医院管理制度逐步建立，医务人员人才队伍和分工日趋合理，形成了医疗健康职业独特的职业特征。

所谓职业特征，就是指某职业群体所具有的一般和特殊属性。从广义上讲，职业特征包含工作特征以及工作任务本身所具备的一些特征，例如工作环境、薪酬福利等。

海克曼（Hackman）和奥尔德姆（Oldham，1976）提出的职业特征模型是目前在职业特征领域关于工作任务层面研究最有影响力的模型。该模型认为从事任何一项职业所做的工作都可以从技能多样性、任务完整性、工作重要性、工作自主性以及工作反馈这个五个核心职业维度来衡量。

技能多样性：指完成工作任务所需要员工拥有多项能力和技能的程度；

任务完整性：指工作任务为员工所提供的完整的，从头到尾参与某些工作的程度；

工作重要性：指工作结果对组织内外部中其他人工作和生活的影响程度；

工作自主性：指工作允许员工自由和独立的安排工作进度和确定工作方法的程度；

工作反馈：指员工在完成任务过程中，在多大程度上可以获得有关自己工作绩效的直接而明确的信息。

杰尔斯塔德（Jelstad）构建的职业特征模型将职业特征分为三部分，内在职业特征（自主性，知识和技能开发）、外在职业特征（薪酬，工作安全）和社会职业特征（他人反馈，同事关系）。对于职业特征的研究，单纯关注工作任务层面的因素已逐渐显现其局限性，应该同时关注其职业特征的关系和社会方面的因素。

另外，麻省理工学院斯隆管理学院人力资源专家沙因（E. H. Schein）教授提出的关于职业倾向的理论，从职业锚角度做的研究对职业特征确定也有一定借鉴意义。职业锚是个体在工作选择中无论如何也不愿意放弃的选择，是个体通过实际的工作经验，基于对自我能力、自我价值观和需求的评估来做出的职业选择。Schein 的研究中指出，八种不同的职业锚可以归为 3 个不同的维度：基于能力的维度、基于需求的维度和基于价值观的维度。其中技术（职能）型、管理型和创造创业型属于能力维度，自主独立型、生活型和安全（稳定）型属于需求维度，而挑战型和服务型属于价值观维度。从 Schein 的 8 种职业锚出发，相一致的 8 种职业特征包括：管理特征、技术（职能）特征、自主独立特征、创新创造特征、挑战特征、安全（稳定）特征、服务特征和工作家庭平衡特征等。

基于以上理论，总结医疗健康职业具备以下几个特征。

2.1.1   行业稳定性高

医疗健康职业本身工作属性即是为人类健康服务，从古至今，人类的生老病死都离不开医疗服务的支撑，医疗健康职业也伴随着人类社会的进步而不断延续和发展。无论和平年代还是战争年代，医疗健康职业都是社会必需，职业稳定性极高。

2.1.2   知识理论、技术技能要求高

医学领域涵盖广泛，人类生命科学的知识体系宏大而复杂。在科学技术高度发达的 21 世纪，人类依然面临着许多医学难题，仍然有很多疑难杂症未被人类攻克，并且不断有新的疾病出现。医疗健康行业伴随着人类科学技术进步而提高，对于从业者的理论知识储备要求较高。医疗健康的服务对象是人，诊疗过程具有不可重复性要求。持续学习能力不强，技术故步自封，专业技能落后的从业者将无法适应行业的进步和发展，无法满足医疗健康行业的职业要求。医疗健康职业需要扎实的理论知识，高超技术技能。

2.1.3　创新性要求高

单一病种的治疗相对来说较为规范,有既往经验积累和诊疗规范作为指导。但对于复杂病种,往往没有固定的遵循依据,需要医务人员根据实际情况做出判断。随着人类劳动方式方法、劳动环境的不断变化,人类活动对环境的影响变化,导致自然灾害、人为灾害的发生,再加上致病微生物的不断变异,这些变化反过来作用于人,导致新的伤害创伤、新的疾病病种、新的传染病不断出现。如日本核泄漏事件、在全球广泛流行的新冠肺炎,这都不是现有知识和技术技能所能解决的,要从灾害原因、发病原因、诊断、治疗、预防措施开始研究。这对于医务工作者的创新创造性提出很高的要求和挑战。

2.2　医疗健康职业价值观

价值观是人们相对稳定和持久的认知、理解和判断。医疗健康业的价值观,也是对医疗健康职业者的价值观要求。

2.2.1　中国传统中医价值观要求

中国古代医学家孙思邈的《大医精诚》提出:"凡大医治病,必当安神定志,无欲无求,先发大慈恻隐之心,誓愿普救含灵之苦。若有疾厄来求救者,不得问其贵贱贫富。长幼妍蚩,怨亲善友,华夷愚智,普同一等,皆如至亲之想。亦不得瞻前顾后,自虑吉凶,护惜身命。见彼苦恼,若己有之,深心凄怆。勿避险巇、昼夜寒暑、饥渴疲劳,一心赴救,无作功夫形迹之心。如此可为苍生大医,反此则是含灵巨贼。……""夫大医之体,欲得澄神内视,望之俨然。宽裕汪汪,不皎不昧。省病诊疾,至意深心。详察形候,纤毫勿失。处判针药,无得参差。虽曰病宜速救,要须临事不惑。……""夫为医之法,不得多语调笑,谈谑喧哗,道说是非,议论人物,炫耀声名,訾毁诸医。自矜己德。……志存救济,故亦曲碎论之,学者不可耻言之鄙俚也。"这就是中国古代行医者的价值观和价值取向,它影响着一代代中国医疗健康卫士,已深入中医药职业者的心灵中。

2.2.2   西方的希波克拉底誓言

在西方，以古希腊医师希波克拉底命名的希波克拉底誓言已流传 2000 多年：我愿尽余之能力与判断力所及，遵守为病家谋利益之信条……我愿以此纯洁与神圣之精神，终身执行我职务。这一誓言确定了西医医师对患者、对社会的责任及医师行为规范，直到今日，在很多国家很多医师就业时还必须按此誓言宣誓。

2.2.3   中国医学生誓词

中国的医学生誓词明确学医者的责任和价值观，开始学习医学就要树立并遵循医者的价值观及其要求：我志愿献身医学，热爱祖国，忠于人民，恪守医德，尊师守纪，刻苦钻研，孜孜不倦，精益求精，全面发展。我决心竭尽全力除人类之病痛，助健康之完美，维护医术的圣洁和荣誉。救死扶伤，不辞艰辛，执着追求，为祖国医药卫生事业的发展和人类身心健康奋斗终生！

中国医师誓言更加明确地规范了医师职责、义务和行为规范：我志愿献身人类的健康事业；自觉维护医学的尊严和神圣；敬佑生命，救死扶伤，平等仁爱，尊师重德；诚实守信，恪守医德，精益求精，慎思笃行；以上誓言，源于心，践于行。

2.2.4   护士的南丁格尔誓言

护士是医疗健康工作者的重要组成部分，占医院医疗专业技术人员的一半以上，至今一直遵循着南丁格尔誓言：终身纯洁，忠贞职守，勿为有损之事，勿取服或故用有害之药；尽力提高护理之标准；慎守患者家务及秘密；竭诚协助医师之诊治，务谋病者之福利。

2.2.5   中国卫生健康职业精神

在 2016 年 8 月全国卫生与健康大会上，中共中央总书记习近平用"敬佑生命、救死扶伤、甘于奉献、大爱无疆"，精准阐述了广大卫生健康工作者面对重大传染病、抗击重大自然灾害时临危不惧、义无反顾、勇往直前、舍己救人的全心全意为人民服务的职业精神。国务院办公厅《关于建立现代医院管理制度的指导意见》（国办发〔2017〕67 号）在"加强医院文化建设"部分，提出要弘扬"敬佑生命、救死扶伤、甘于奉献、大爱无疆"的职业精神。这是新时期中国从国家层面对于医疗健康职业精神的法定表述。该职业精神也是医疗健康职业者的价值观的集中体现和高度概括。关于医疗健康职业价值观，"敬佑生命、救死扶伤、甘于奉献、大爱无疆"十六字的新时代卫生健康职业精神是个很好的阐释。它精准反映出了医疗健康业保障人民健康的神圣使命、特殊价值和崇高精神，是对每一位医疗健康职业者提出的价值观要求。

1. 敬佑生命

敬佑生命是医疗行业从业者的基本底线和行为准则。医者贵有仁术，更贵有仁心。医务人员从事的是人世间最高尚的事业，背负着守护生命的责任，基本任务是疾病的预防、诊断、治疗和康复，根本目的是促进人类社会从个体到群体的身心健康。要把救治人的生命看作最崇高的职业责任，尊重患者的个体差异，保持有效的医患沟通，在涉及生命存亡和生命质量的关键时刻，给予最优的治疗技术以及温暖的人文关怀。敬佑生命也是这个行业的本质特征，应当作为医疗健康从业者共同的价值追求。

2. 救死扶伤

救死扶伤是医务工作者的天职。医学的特殊性赋予了医务人员救死扶伤的神圣使命和光荣责任。当灾难袭来时，医务工作者更是抢救生命的重要力量，尽心竭力用精湛的医术护佑公众安康。医务工作者必须具备高度的职业素养、扎实的专业技能和高尚的职业道德，严守医学准则，用一丝不苟、精益求精的专业技术，履行救死扶伤职责。

3. 甘于奉献

甘于奉献是一种对本职工作的热爱，是不计回报的全心付出，也是一种人生品格，是医务工作者治病救人职业价值的更高升华。源自对奉献精神的理解和追求，源于对事业的执着和热爱，医者群体甘于奉献的职业品格才更显得难能可贵。而奉献精神所迸发出的创造力、凝聚力、感召力，正是当今广大医护人员职业尊严的基石，也正是推动健康中国建设的强大动力。

4．大爱无疆

大爱无疆是医疗健康行业的精神力量，是医学职业的道德信仰。一切以人民健康为中心，始终把人民健康放在第一位，急患者之所急，痛患者之所痛。善心是从事医疗健康行业的最低门槛，也是医师这一职业在实践过程中提炼出来的最低要求。无论从人类面临病痛渴望关爱的角度出发，还是从职业操守的角度出发，医务人员都应当具备一颗对世人的怜悯之心、展现出对患者的深挚情感。这份体己之心升华便是大爱无疆。

"敬佑生命、救死扶伤、甘于奉献、大爱无疆"的新时代卫生健康职业精神作为医院员工价值观和价值追求，顺应历史潮流，符合时代特征，是新时代医院员工共同的人生追求，也是新时代对从事医疗健康职业的每一个个体提出的价值观标准要求和条件。

2.3　医院的特征

世界卫生组织对医院下的定义是：医院是社会和医学体系中一个完整的组织，它的功能是为人们提供包括医疗和预防两个方面以及从门诊延伸到家庭的健康服务。从医院的定义和功能中就确定了，医院作为一个组织有着与其他组织不同的特征。

2.3.1　知识、技术密集

医院是以人为服务对象，需要以知识为服务基础，以医学技术为基本服务手段，知识和技术是医院实现其功能并保持持续发展的源泉，需要聚集知识丰富、医学技术优良的医务人员。具有知识、技术密集的特征。

2.3.2　协调、配合密切

在现代医学条件下，不管是医院的临床、科研、教学还是管理运营，都需要院内外、科室间、学科间、部门间、科室内的统筹、协调和配合。要求高度密切的协调和配合。

2.3.3　责任重、难度高

医疗行为关系到人的生命安全，具有不可逆、不能重复性，加上医学科学未知因素及每个人个体差异的存在，导致医疗结果的不确定性，注定医院诊疗工作责任重大、难度高。

2.3.4　中国公立医院还具有公益性、非营利性、刚性强等特征

医院员工具备满足医院特征需求的条件，会有力地促进员工职业发展的成功。满足医院特征需求，员工需要具备如下条件：扎实的知识、过硬的医疗技术，很强的实践能力；勇于担当、甘于奉献、敢于探索的精神；团结协作、共同提高的团队精神；应急、应变、协调沟通、敢于决策的能力；高尚的职业道德和伦理要求等。

2.4　医院职业类别及其特征

基于职业特征理论，结合医院实际，从内在职业特征（包括工作自主、创造创新、知识储备、技能水平等）和外在职业特征（薪酬水平、工作环境、安全稳定等）分析医院职业类别的特征。

2.4.1　医院职业类别

医院职业岗位类别一般划分为卫生专业技术类、管理类、辅助系列专业技术类、后勤服务类四大类。其中，卫生专业技术类又分为医疗、护理、药师、技师四类，也就是通常说的医、护、药、技。技师又分为影像技师、检验技师、病理技师、康复技师、输血科技师等。

2.4.2　卫生专业技术人员职业特征

医院卫生专业技术人员又称医务人员，可以分为医师、护师、药师、技师四类，是医院员工的主要构成群体，作为医疗健康服务的最直接提供者，在医院的工作流程中占据核心地位，是医院最重要的资源。主要特征可以总结如下。

1．工作自主性强、复杂、强度高、压力大

基于不同患者病情多样化和复杂性，医务人员劳动难以标准化程序化，需要丰富的理论知识为指导，根据每个人病情及变化进行个性化自主决策，体现出职业极强的自主性和复杂性。由于医疗工作的连续性和应急性，医务人员职业具有高强度性，工作时间长且不固定，除诊疗工作外还需花大量时间与患者及家属沟通交流、带教、授课等。需要注意的是，自主性强不代表无限自由，医务人员的工作必须遵守国家法律法规、遵守医疗健康行业制度规范和医院规章制度。如《执业医师法》、十八项医疗核心制度、疾病诊疗规范等，即自主性强是指在一定的范围内保持高度工作自主性。其中，医院的医师岗位发挥着主导作用，是医疗过程中的核心，有着对患者疾病治疗、康复的建议权、决策权，他们的工作自主性更强，而护理岗、技师岗还需要遵照医师医嘱进行工作，有一定的限制性。但随着医学发展，临床药师的自主性在增大，该群体职业复杂、劳动强度高，得不到患者、社会甚至医院的理解和认可，是压力大的原因。

2．知识、技术储备要求高，更新快

医务人员要求具备扎实的理论知识储备和较强的实践能力储备，且需不断学习，及时更新，以适应不断变化发展的医学理论、医学技术，还要适应疾病谱变化带来新的疾病的诊疗需求。客观上，医学发展日新月异，诊疗规范、诊疗指南的不断重新修订优化，新技术新操作新方法不断创新，医疗健康行业的新制度新规章新要求不断出现。环境变化、微生物变异及人类活动等带来疾病谱不断变化。新时期医务人员还要有人文、心理、社会科学知识，才能适应现代医学生物 - 心理 - 社会模式。要求医务人员终身学习，不断充实理论知识、提高实践能力和诊疗技术水平，保持较高的业务素质和职业竞争力。初期医务人员吸收知识要远远大于知识产出。

3．创新性、探索性要求高，成长周期长

医学是一门充满未知和挑战的科学，医学家通过几千年的研究探索，才对人类自身结构与功能有了基本了解，至今尚有许多未知领域。还有疾病的多样性，决定了同一疾病在不同人身上有表现不同，诊疗方法不同；同一诊疗方法在不同患者身上诊疗效果不同；技术条件和经验制约着诊疗效果，医务人员必须不断探索。创新性体现在工作的各个方面，包括工作流程、制度规范、工作内容、技术等。新技术应用也是医务人员的工作要求之一，创新能力是医务人员必须具备的技能。随着物理、化学、数学、信息等基础学科和科学技术发展进步，如何将这些创新应用到医疗健康行业，也是医务工作者面临的重要课题。另外，不断出现的新疾病、变化无常的传染病等，需要医务人员不断去面对、去探索。正是由于医学实践强，需要不断探索，职业成就短期内不明显，成长过程需要非常长的时期。

4．工作环境复杂，沟通协调要求高

医院作为公共场所，工作环境开放，直接面对社会公众开展医疗服务。服务对象广泛、多元，患者来自各行各业、四面八方，工作环境复杂。现代医学分的越来越细，无论是临床工作还是医学研究工作，都需要得到患者配合、家属配合、同事配合，才能达到治疗或科研的预期效果，医务人员要具备良好的沟通协调能力，需要灵活应对各种不确定性。

5．职业道德要求高

医学是"德行技艺"的高度统一，是超越个体谋生、功利主义的职业价值实现之上的理想人格和现实境遇的完美统一。患者将生理上最隐秘的疾患、心理上最私密的思想甚至生命托付于医务人员。因此，要成为一名优秀的医务工作者要有高尚的职业道德与伦理要求，需要勇气、责任、奉献、牺牲，需要具备人文精神，要在看似普通的职业基础上构筑起道德的高地。需要具有新时代卫生健康职业精神的价值观要求。

2.4.3　医院管理人员职业特征

医院管理人员主要是指医院管理者及职能科室工作人员，如医院各级管理者及

院务部、人力资源部、医务部、护理部、门诊部、财务部等科室的工作人员。主要职业特征如下。

1．沟通协调能力要求高

医院管理人员担负对内管理和对外协调工作。对内面对的服务对象主要是临床各个业务科室，为其提供服务保障，指导临床科室做好质量与安全等工作，发挥监督检查职能。同时要协调不同职能科室的各项工作。对外协调上级主管部门各处室、各级政府部门及供应链条的合作方。这就对医院管理人员沟通协调能力提出了极高的要求。

2．工作环境相对稳定

工作中主要面对的是单位同事，协调的行政部门及合作方也相对固定，服务与沟通协调对象都是相对固定的，与医务人员每天面对的是不同的患者和社会形形色色的人员群体。管理人员从工作内容到工作外部环境都是相对稳定。临时性工作、突发性事件固然存在，但是相对而言是比较固定的。

3．具备管理知识和医学知识

医院的功能是为人们健康提供预防、医疗、康复、研究等方面服务，即从门诊到家庭的健康管理服务。没有良好的管理是难以实现其功能的。医院管理人员要具备管理学知识，要熟练运用管理工具分析问题、解决问题，要有管理意识和持续改进意识，善于在实践中学习和运用先进的管理方法，注重总结经验，改进工作流程，提高工作效率和管理效能，又要了解医学知识和善于发现医学发展规律，将管理知识用于医学和医院发展管理中，才能够充分调动医院全员积极性，实现医院绩效目标。

2.4.4 辅助系列专业技术人员职业特征

辅助系列专业技术人员包括信息工程、生物医学工程等各类工程人员、财务审计人员、楼宇自动化管理、档案管理、统计管理、经济管理等岗位。

1．理论知识储备要求高

作为医院的辅助系列专业技术人员，既要学习本专业领域的前沿理论知识和专业技术，又要熟悉医院管理、建设及发展特点和规律。所以，除本专业知识储备外，还要有与医院管理相关知识甚至相关医学知识的储备；才能结合医院的工作内容和医疗服务特点，将所学应用于实际工作之中。现代医院发展需要医院的辅助系列专业技术人员具有更高的理论知识和专业技术水平。如智慧医院建设就需要高水平的软件工程师、生物医学工程师，医院的运营管理离不开会计师、经济师，医院内控体系建设离不开审计师等。

2．创新能力要求高

现代医院的创新与发展，医务人员的医学研究与技术创新是核心，但信息化建设、先进设备与仪器、超前的运营管理等是必不可少的，是基础。医院辅助系列专业技术人员的创新甚至可以引领医院创新与发展。所以，工作中的创新能力极为重要。仅仅是按部就班的开展工作，无法达到支撑医院发展、适应时代变化的要求。创新体现在工作内容、工作方法、工作流程、管理工具使用等多个方面。如手术机器人的发明和使用，引领外科手术技术的发展，就是工程技术人员和医学专家合作创新的典范。

3．工作环境稳定

辅助系列专业技术人员面对的是内部的同事和医务人员，信息工程师就是负责医院信息化建设设施设备及软件的维护、开发，一般不会直接面对患者，工作环境非常稳定。但医院辅助系列专业技术人员被主系列的医疗健康专业技术人员包围，难免产生相互比较，如职称晋升主系列比例高、同级职称绩效工资有差别等问题，有可能会较早出现职业高原。反过来，辅助系列专业技术人员职业发展过快又可能引起主系列的攀比，在职业发展管理中要关注和平衡。

2.4.5　后勤服务人员职业特征

后勤服务人员的岗位主要是支持保障工作，传统的岗位包括收费、维修、安保、车辆管理、水电气管理等岗位。但现代医院的后勤管理与服务逐步向信息化、自动化、智慧化方向发展，如泊车管理已由人工引导转向智慧化服务。因此，后勤服务的职业特征正在悄然发生着变化。

1．工作内容较为单一转向复杂化

传统后勤工作内容相对简单，一个岗位就重复一项工作，对智力劳动要求不高，对体力劳动上要求较高，更多体现在工作上规范、标准，服务上及时、到位。工作内容的单一导致后勤服务人员的上升通道单一，职业发展空间、发展通道受到限制。自动化、信息化、智慧化后勤服务对后勤岗位的知识水平及技术、技能要求不断提高，更加注重后勤人员的后勤管理和技术技能的职业发展。

2．薪酬水平相对较低

与医院医务人员相比较，其平均薪酬待遇水平相对较低，虽然在一定程度上是劳动价值的体现，也是社会分工的结果。但高效的后勤管理和服务，能提高患者就医环境的感受，还节约医院运行成本。在后勤人员绩效考核和薪酬分配中，往往缺乏对良好的后勤管理和服务带来效益、效率的考虑。现代医院管理正在改变这种传统观念和不平衡。

3．高年龄员工相对较多，年轻员工在增加

医院里一些因年龄原因无法胜任一线工作的人员往往会向后勤岗位调岗。加之目前年轻人的择业观念，倾向于工作价值更高的职位，从事后勤岗位的年轻人相对较少，造成后勤高龄工作者聚集，创新能力不足，后勤管理与服务能力相对滞后，已引起许多医院管理者的高度关注。同时，后勤管理服务的自动化、信息化、智慧化发展趋势，吸引大批学历高、技术强的年轻人加入这个团队，出现了年轻人员在增多的良好趋势。

4．后勤人员的职业要求呈全面提升趋势

随着现代智慧医院建设要求的提高和快速的推进，医院后勤员工不再是相对简单的重复劳动，智慧后勤对后勤员工提出了自动化知识、信息化知识、智慧服务知识、现代医院后勤管理知识等新的职业要求。对后勤员工的知识结构、能力素质、职业素质的要求普遍提高，后勤管理与服务职业吸引力提升，高学历、高素质专门人才不断加入，后勤管理服务的高素质人才梯队建设在完善，助推了后勤员工职业发展空间的扩大、机会增多、目标提高。也对高年龄后勤员工的职业发展提出了新的挑战。

（刘　义）

第 3 章

医院员工职业发展管理体系建设

人才是组织中最重要的资源，人才管理是战略人力资源管理的一部分，而战略人力资源管理是组织战略的一部分。实现人力资源的有效管理，是实现组织战略的过程，是一个系统的、动态的管理体系。就医院这个组织来说，医院根据自身的发展战略，确定相应的人力资源战略，从而确定对人才的需求，进而进行人力资源的开发和管理。

人才作为最重要的战略资源，其引入、培养、留用机制受到医院组织的重视，但是，目前大多数医院尚未能形成有效的医务人员职业生涯管理体系。随着时代的进步，创新型国家战略的实施，对于复合型医务人才的需求逐渐增大，如何引进和培育优秀的医务人员自愿加入到医院管理队伍中，对医务人员的职业生涯管理则成为重中之重。

医院员工职业发展管理是一项全院性、系统性工程，涉及每位员工的职业发展和需求，只有各级领导、各部门及每位员工积极参与和有效配合才能取得实效。员工和医院是职业生涯发展规划的主体，分别承担个人职业生涯规划和医院职业生涯管理的功能。这两个主体彼此之间互动、协调和整合，共同推进职业生涯规划工作。医院和员工之间建立顺畅的沟通渠道，以使员工了解医院需要什么样的人才，医院了解并帮助员工进行职业生涯规划设计。建立医院员工职业发展管理体系是全员参与和配合的需要，是保证系统性、规范性、持续性进行员工职业发展管理的基础。

3.1 职业发展管理组织架构

职业生涯发展管理的成功与组织高层领导的全力支持密不可分。医院组织是趋于扁平化的管理体系，科室主要分为临床医技科室与职能科室，临床医技科室与职能科室间是平行的关系，同时职能科室又对临床医技科室具有监督管理的职能，各部门协同配合、明确职责、分工合作，保障员工职业发展管理的有效沟通、协调和实施。

人力资源部主要负责全院人员的管理，由于行业和职业的特殊性，应运而生其他专门的管理部门对医务人员进行直接管理，如医务部、护理部、员工所在科室等。医务部负责全体医疗人员的管理，是具体执行医政监管、培训等的部门，护理部负责全体护理人员的管理，是具体执行护理人员培训、日常考核的部门；科教部是负责全院医务人员科研、教学等方面工作的部门，对医务人员科研教学的提升执行督导和管理职能。因此，在医院这个组织中，人力资源部作为人力资源管理的核心部门，起主要的指导和监督管理职能，各部门在人力资源战略的规划与实现中，对医务人员各方面的能力进行监督、指导和提升，从而实现人员的良好配置和发展。

针对医院组织的情况成立由院党委领导，人力资源部门负责人组成的职业生涯管理委员会从而确立相应的组织架构体系（图3-1）。

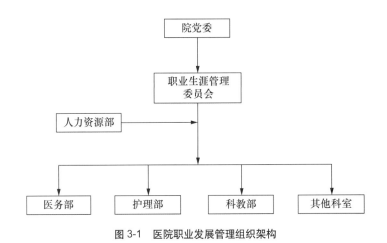

图 3-1 医院职业发展管理组织架构

职业生涯管理委员会组长为党委书记或院长，委员会办公室设置在人力资源部，负责医院职业发展管理的所有活动。管理委员会成员由各分管临床业务的科室组成，具体划分为医务部、护理部、科教部、其他科室（含员工所在科室），同时人力资源部牵头成立评估小组，小组成员由相关专业学科带头人、高级职称人员承担，主要负责对职业发展过程中的考评工作。

3.2 职业生涯管理委员会职责

职业生涯管理委员会的主要职责是根据医院的发展战略确定与之契合的人力资

源战略，明确人力资源构成，确定人才需求。通过制订员工职业生涯发展规划，职业生涯开发体系、管理制度和考核评价体系，帮助员工客观地认识和评价自己，从而实现员工全方位的职业发展。

职业生涯管理委员会通过组织层面的引导，指导员工将个人规划与组织规划及组织战略目标相结合。通过对员工的职业生涯开发和管理来反映个人发展与组织发展相适应的过程，在职业发展管理中不断实现个人价值，纠正个人职业规划中与医院战略发展不相适应的部分，强化主人翁意识和积极进取精神，在个人发展中实现组织发展，进而提升医院整体水平。

3.2.1　人力资源部职责

人力资源部是员工职业发展管理的主要职能部门，是职业发展管理委员会发挥作用的核心部门，在院党委的领导下，负责医院员工职业规划、发展的统筹谋划和组织实施，组织和实施医院员工的开发与管理，参与医院有关政策的制订。具体职责如下。

（1）明确发展方向，确定人才需求，拟定相应的支持政策。

以医院发展战略为前提，根据医院发展需要，制订人力资源发展战略，拟定人员需求。建立健全岗位管理制度，明确员工的岗位分工和角色，编制好岗位说明书，明确岗位工作标准、岗位管理办法、岗位晋升原则、人才选拔办法、人才激励措施以及绩效评价等机制。

（2）依据医院人才梯队建设情况，做好人才队伍建设规划，做好选人、育人、留人、用人等工作。

（3）建立人才培养机制，打造具有持续竞争力的优质团队。将人才培养列入医院发展战略与人力资源发展战略长期规划中，不断加强员工的培训和再教育。鼓励员工进入优势行列，形成团队协作机制，充分将员工的不同工作思路和工作见解运用到实际问题解决中，提高应对风险和挑战的能力。建立多渠道人才交流机制，丰富医务人员获取知识的渠道和方法，提升技术技能、概念技能和人际交往技能。建立灵活的激励机制，激活员工的积极性，适度引进竞争保持团队活力。

（4）根据医院发展需求设计不同的职业发展通道，制订职业生涯开发和发展计划。树立人人都可以成才的观念，建立有利于员工"因材"发展的选拔、任用和管理机制，为不同发展才能的员工搭建成长平台、营造适宜发展的环境、创造发展机会。

（5）建立评估体系。通过评估体系的建立，适时评估医院各阶段发展状态及时调整发展方向，调整职务、岗位设置和岗位变动的计划，有效管理并不断修正个人职业生涯发展方向。常见的评估体系有人才招聘体系、任用管理体系、轮岗管理体系、考核评价体系（每年度履职能力评价、聘期履职评价）、晋升聘任体系、培养培训体系、淘汰机制等。

3.2.2　分管职能部门职责

医务部、护理部和科教部是具体分管医务人员各项工作的部门，其工作范围涵盖医政管理、科研、教学、继续医学教育等执业监管和各项职业培训与继续医学教育。

医务部是医院医政管理的主要部门，其职责是在分管院领导的领导下，组织实施全院的医疗业务及其行政管理工作，制订年度工作计划并组织落实，指导、协调、督促临床科室完成医疗任务和质量目标。具体负责组织各级医务人员认真贯彻执行国家法律、法规、专业诊疗规范和技术操作规程等，制订和修改医疗规章制度并组织实施，对执行情况进行监督和检查。负责医院学科建设工作，制订学科发展规划，形成学科技术与品牌竞争力。负责医疗质量管理工作，及组织科室之间的医疗协作。负责制订医疗、医技人员业务考核计划和进修计划，并组织实施医疗、医技人员业务考核。负责建立和完善医疗、医技人员技术档案。

同时作为医院职业发展委员会的成员，负责医疗医技人员（专指护理人员之外的医务人员）的职业化培训与相关能力提升。在人力资源部的牵头下进行全院医疗医技人员的培训，提升医疗人员的职业化能力，辅导医技人员做好职业规划和选择。

护理部是具体分管护理人员的职能部门，纵观医院人力结构中护理群体占据大多数，护理部在院长、分管院长的领导下，负责全院的护理管理工作。根据医院发展规划和计划制订护理工作发展规划和工作计划，并组织实施。制订和修改全院护理规章制度、工作流程、护理常规、技术操作规程、质量标准和考核标准并组织实施。对全院护理工作进行质量监督、制订并落实护理质量管理、负责全院护士的临时调配、执行护理人员培训、承担护理教学任务，落实实习计划等工作。

科教部主要负责全院教学、科研、继续教育等管理工作，负责院内外学术活动计划的制订、组织实施及管理工作，负责继续医学教育项目的申报工作、各级学术会议、继续医学教育档案的建立、登记和管理工作、科研课题的论证、申报、组织科研成果评价、来院进修医师的管理等科研、教学、培训工作。

各分管职能部门应积极协助配合人力资源部门落实相关员工职业生涯规划，帮助员工制订职业生涯目标和发展规划，加强具体指导与管理，同时接受人力资源部部门的监督管理。

3.2.3　员工所在科室职责

科室是员工具体工作的环境，员工与科室融合是其职业生涯发展的起点，科主任作为科室的直接负责人在员工的职业生涯发展管理中扮演着十分重要的角色。

科主任是整个科室的管理者，同时也是医院职业生涯管理的一环，主要负责科室的医疗、行政管理工作，带领科室成员开展临床治疗，促进本专业学科发展、构建科室人才梯队，对科室人员工作表现进行评估。在成为合格的科室管理者的同时还要充当职业发展导师的角色，对本科室人员进行职业生涯辅导，引导科室成员对个人能力、性格特征和特长等有了解、有分析，形成职业规划，制订职业发展目标，正确识别职业机会，进而实现职业发展。

3.2.4　员工个人职责

员工应该具备客观评价个人情况的能力，能够树立正确的职业观念和志向。在日常工作中能够不断学习、精进和巩固个人能力，准确定位职业发展需求和方向。

员工作为个人职业生涯自我管理的实施主体，应清晰表达个人职业生涯计划和发展愿望，制订职业生涯目标和发展规划，根据自己当前的技能、兴趣与期望的工作之间存在的差距改善职业机会和需求，并充分利用各种职业发展机会，有效管理并不断修正个人职业生涯发展方向。立足于本职工作，稳扎稳打树立良好的口碑，增强职业竞争力，逐步实现职业规划和发展目的。

3.3　医院职业生涯管理委员会的主要任务

职业生涯管理委员会在员工职业生涯管理中扮演着重要的角色，是员工职业生涯管理、实现职业发展的主要管理机构，其任务主要如下。

明确不同时期的职业生涯管理任务。职业生涯分为不同时期或阶段，在不同时期或阶段，表现出不同的职业工作任务、职业状态、职业行为，呈现出不同特征。委员会需要根据不同职业生涯期的个人职业行为与特征，确定与之相匹配的职业管理任务与职业发展内容。

定期检查职业生涯规划。定期检查职业生涯规划是职业生涯管理工作中的重要环节，也是实现组织职业生涯规划管理的重要措施。通过定期检查的方式，可以使组织拟定的职业生涯管理与根据员工潜力和愿景确定的职业生涯前景相联系。通过定期检查，可以获取员工当前阶段的发展情况，现阶段发展状态与职业规划间的差距等信息，通过对比发展结果和发展规划，及时调整发展方向，指导职业生涯管理工作，职业发展管理工作的开展。

建立畅通的信息传递机制。组织内部信息的畅通是保证员工进行职业生涯规划的基础，也是组织对职业生涯进行有效管理的保证。职业生涯管理委员会要对医院的发展战略、人力资源的供求情况、可能的职业方向、职业发展道路、职位的空缺与晋升情况等信息的公布做到及时、公开和广泛，以便让员工了解和掌握有关组织全方位的信息。员工在了解医院的同时，医院作为职业管理的主角也要全面了解医务人员的情况，做到互相了解，从而实现职业生涯管理的准确性。

指导或辅导员工的职业生涯。职业指导是协助个人选择职业、制订适宜的职业发展目标，以及选择为实现目标的职业发展道路，并协助个人在职业上获得成功的过程。医院的人力资源管理部门，以及众多管理部门要切实关心员工的职业需求和目标的可行性，给予员工多方面的指导，使员工的职业计划目标切实可行，并得以实现。

3.4　医院职业生涯管理委员会分工

医院职业生涯管理委员会是在院党委领导下的医院职工职业发展委员会，其主要工作小组设置在人力资源部，由人力资源部牵头协同各个职能分管部门、员工及员工所在科室，进行各项职业发展管理、职业规划工作的开展。

医院员工职业发展管理坚持系统性、长期性、动态性原则，适用于医院全体工作人员。医院设立多种发展通道，确保不同职级、岗位员工均有可持续发展的职业生涯路径，得到公平、公正的晋升机会。实行职业发展辅导制度，各部门、科室负责人为所属员工职业发展辅导者，各部门工作内容具体如下。

3.4.1　人力资源部的工作内容

人力资源部主要是以医院战略目标为导向，根据医院人力资源规划与建设发展需要，持续提高医院人力资源配置质量效率，帮助员工对个人职业生涯进行设计、规划、执行评估、反馈和修正，制订医院员工职业发展管理制度，促进医院与员工共同发展。

人力资源部门结合员工自身情况和医院人力资源规划，帮助指导员工设计个人职业生涯规划方案，定期审查员工个人考核及晋升情况、医院相关学习培训落实情况，评估员工知识、技能与综合素质，评估员工优点与差距，提出下阶段发展建议，监督和指导各部门科室跟进实施。建立员工职业发展档案资料，为员工职业生涯规划调整完善提供客观依据。

人力资源部负责组织职业生涯发展委员会运作，定期召开工作会议，跟踪督促员工职业发展管理工作，同各协同部门交流并提出员工下阶段发展建议。

根据医院发展战略拟定人员需求计划，进行人员配置。新员工入院后帮助员工根据自己的情况，明确职业发展方向。人力资源部会同员工所在科室指导员工填写《职业发展规划表》（表 3-1），包括员工知识、技能、执业资质及职业兴趣情况等内容。

建立完善合理的晋升制度，确保职业发展通道上竞争的公平和职业发展的顺利。顺应人才发展规律，根据客观考评结果做到人岗匹配。将晋升作为一种激励手段与员工进行沟通，让他们充分认识到医院对人才的重视及为他们提供的发展道路。保留职务上的公平竞争机制，坚决推行能上能下的职务管理制度。

医院帮助员工实现职业规划，并引导员工向与医院需要相符的方向发展。新员工对照目前所在职业发展通道种类、岗位职责及任职资格要求对照自身，填写《能力开发需求表》（表 3-2）。人力资源部每年对照《职业发展规划表》《能力开发需求表》检查评估，了解本医院在一年中是否为员工提供学习培训、晋升机会，员工个人一年中考核及晋升情况，并提出员工下阶段发展建议。

人力资源部负责组织全体员工职称或职务的任免，并由各部门协助。人才晋升方面不拘泥于资历与级别，而是按照医院发展目标与事业机会的要求，依据制度及甄别程序进行晋升。每年年底将考核结果汇总整理，筛选出符合晋升条件的员工，报院级委员会讨论通过后，确定员工职级，并将结果通知到本人，并予以公布。同时，辅以相应的激励。

建立员工职业发展档案，作为对职业发展的依据。

3.4.2　分管职能科室的工作内容

职业发展管理是一项全院性质的管理活动，各分管职能科室作为管理员工日常业务的部门，在员工整个职业生涯发展中扮演着重要角色。医院各职能部门是具体分管临床医务人员的部门，现代医院管理要求各职能部门之间互相协作，强化医院各级管理者"以人为本"的管理理念。在医务人员职业生涯发展管理中，职能部门扮演着重要的角色。

医疗专业是一个需要终身学习的职业，作为分管医务人员的职能部门，应该为其创造学习型的组织氛围，倡导临床医师个性化和多元化发展，并为其提供学习深造机会，营造"团结协作、持续学习、快乐工作"的氛围，着力打造学习型医院。同时，要规范人才培养机制，注重人才的持续培养，围绕医院发展战略制订与各阶段相适应的人力资源发展规划，鼓励和帮助临床医师制订个人职业发展规划，为医务人员提供和创造不同的发展机遇。

分管职能科室在人力资源部的指导和监督下，完成临床工作人员的培训、再培训，指导和辅助员工进行职业规划。在科研、教学、进修等方面配合人力资源部完善相应的职业生涯规划体系，落实对各分管临床人员的监督和管理。对临床人员进行定期的评估，全面评估员工在不同职业发展阶段的情况，包含自身知识、技术技能、概念技能以及员工个人取得的成果等进行总结分析，从而达到正确评估员工职业发展状态，推进员工职业发展的依据。

员工职业发展管理是现代人力资源管理的重点，是提升组织人力资源管理水平的突破点，各职能分管部门需要在人力资源部的监督指导下进行全院员工的职业辅导和职业培训，工作流程如图 3-2 所示。

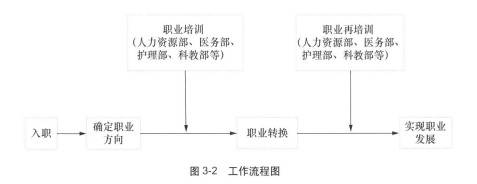

图 3-2　工作流程图

3.4.3　员工及其所在科室工作内容

员工是自己的主人，自我管理是职业发展成功的关键。医院协助员工规划其职业生涯，并为员工提供必要的教育、培训、轮岗等发展的机会，促进员工职业生涯目标的实现。员工根据个人发展的不同阶段及岗位变更情况选定不同的发展策略，调整能力需求，以适应岗位工作及未来发展的需要。

科室进行员工特长及技能评估。新员工入职或岗位调整 2 个月内，部门、科主任与员工初步沟通职业发展规划，旨在帮助新员工根据自己的情况如职业兴趣、资质、技能、个人背景等分析考虑个人发展方向，明晰职业发展方向。帮助员工确定兴趣、价值观、资质以及行为取向，确立职业发展意向。人力资源部门组织员工素质测评，评估知识、技能、资质、职业兴趣等内容，指导员工思考当前所处职业生涯的位置，制订出未来的发展计划，评估个人的职业发展规划与当前所处的环境以及可获得的资源是否匹配。

3.5　医院职业发展管理体系

员工的职业生涯发展要遵循系统化、长期性与动态原则。即针对不同类型、不同特长的员工设立相应的职业生涯发展通道，职业生涯发展规划要贯穿员工的职业生涯始终。并根据医院的发展战略、组织结构的变化与员工不同时期的发展需要进行相应调整，长期来看是一个闭环的管理体系，如图 3-3 所示。

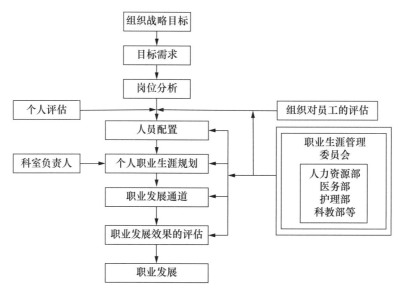

图 3-3　医院职业发展管理体系

表 3-1　员工职业发展规划表

填表日期：　　年　　月　　日　　　　　　　　　　　　　　　　　　填表者：

姓名：		年龄：		部门：		岗位名称：	
教育状况	最高学历：			毕业时间：____年____月		毕业学校：	
	已涉足的主要领域：						
参加过的培训	1.				5.		
	2.				6.		
	3.				7.		
	4.				8.		
目前具备的技能/能力	技能/能力的类型			证书/简要介绍此技能			
其他单位工作经历简介							
序号	单位	部门		职务	对此工作满意的地方		对此工作不满意的地方

续表

本单位晋升、晋级情况

你认为对自己最重要的三种需要是：

□ 弹性的工作时间　□ 成为管理者　□ 报酬　□ 独立　□ 稳定　□ 休闲

□ 和家人在一起的时间　□ 挑战　□ 成为专家　□ 创造

请详细介绍一下自己的专长：

结合自己的需要和专长，你对目前的工作是否感兴趣，请详细介绍一下原因：

请详细介绍自己希望选择哪条晋升通道（或组合）：

请详细介绍自己的短期、中期和长期职业规划设想：

填写指导：

本表格在新员工与上级领导充分沟通后填写，老员工一般每两年填写一次。填写表格的目的是帮助员工明确职业发展规划，结合医院和科室及岗位本身的发展要求满足员工实现自我的需要，最大限度地发展员工的才能。

"已涉足的主要领域"栏包括填写者学习过的、取得过资格认证的所有专业。

"目前具备的技能/能力"栏主要包括四方面的技能。

技术技能：指应用专业知识的能力，此技能有证书的需填写证书名称。

人际沟通能力：指在群体中与他人共事、沟通，理解、激励和领导他人的能力。

分析能力：指在信息不完全情况下发现问题、分析问题和解决问题的能力。

情感能力：指在情感和人际危机前不会受其困扰和削弱、能保持冷静、受到激励的能力，以及在较高的工作责任压力下保持镇定和理性的能力。

　　"其他单位工作简介"栏填写者应从个人职业发展的角度（能力和专长是否发挥、是否感兴趣，是否有发展空间，是否能学到希望掌握的知识/技能等）填写满意和不满意的方面。

　　"你认为对自己最重要的三种需要是"一栏用于填写者明确自己的职业目标，从而明确填写者需要什么样的工作来满足最强烈的三种需求，这也是上级管理者明确填写者的职业倾向、指导填写者进行职业生涯规划的依据。

　　"请详细介绍一下自己的专长"栏可以重申自己认为最重要的技能/能力，和工作以外的兴趣爱好。

　　"请详细介绍自己希望选择哪条晋升通道（或组合）"指管理、专业技术、业务、行政事务4条晋升通道或四者的组合。

　　"请详细介绍你的短期、中期和长期的职业规划设想"，短期指1～3年，中期指3～5年，长期指5年以上。

表 3-2　员工能力开发需求表

填表日期：　　年　　月　　日　　　　　　　　　　　　　　填表者：

姓名			部门			岗位		
所承担的工作	自我评价			上级评价			上级评价的事实依据	
	完全胜任	胜任	不能胜任	完全胜任	胜任	不能胜任		
工作内容 1								
工作内容 2								
工作内容 3								
工作内容 4								

我对工作的希望和想法	目前实施的结果如何
1. 2. 3. 4. 5.	1. 2. 3. 4. 5.

续表

达到目标所需的知识和技能	
1.	
2.	
3.	
4.	
5.	

需要掌握但目前尚欠缺的知识和技能	所需培训的课程名称
1.	1.
2.	2.
3.	3.
4.	4.

通过培训已掌握的知识和技能	已培训的课程名称
1.	1.
2.	2.
3.	3.
4.	4.

对培训实施效果的意见	

需要医院提供的非培训方面的支持	上级意见及依据

填写指导：

《能力开发需求表》是帮助员工认知自身现有知识、技能及未来所需学习方向的工具，医院为员工提供培训和发展机会的依据，是帮助员工实现职业生涯规划的重要手段。

"所承担的工作"一栏，员工填写主要的和重要的工作内容。

"自我评价"一栏，由本人根据实际工作完成情况进行评价，如果所承担的某项工作干得十分出色，就在"完全胜任"上打"√"；略有差错，但基本胜任，就在"胜任"上打"√"；工作中出现较大失误，或力不从心，就在"不能胜任"上打

"√"。自我评价是上下级之间沟通和反馈的起点。

"上级评价"栏由直接上级根据被评价者实际的工作完成情况进行评价，方法同上。"上级评价的事实依据"指由上级做出被评价者具备或不具备何种能力的评价。上级评价的目的不在于考核，而在于向下级反馈考核的结果，让填写者客观了解自己已具备的能力和尚待改进的能力。

"我对工作的希望和想法"由填写者在结合实际的基础上提出挑战性的工作目标，"目前实施的结果"填写为实现这些目标员工已具备的能力、已做的准备、医院对本人的支持情况。

有关培训等栏的内容是人力资源部确定培训计划和改进培训工作的依据。

"需要医院提供的非培训方面的支持"由填写者填写为实现个人职业生涯计划，需要医院、上级提供除了培训以外的支持和机会，如在岗辅导、工作轮换、经费上的支持等。

《能力开发需求表》原则上 1 年填写 1 次。

（仲田田）

第4章 职业生涯的有序规划

　　我们中国人深受传统文化的影响，在对职业的认识上更是如此，比如民间俗语"男怕选错行""好男儿志在四方"等都是说男人如何选择和规划自己职业的。民国时期的小学课文《职业》中有句话"猫捕鼠，犬守门，人无职业，不如猫犬"。可见当时的教育就引导孩子从小树立职业观念。屈原在《离骚》中的"路漫漫其修远兮，吾将上下而求索"更是代表有理想、有抱负人的一种呐喊。巴金先生在《灯》一文中说过"人不是单靠吃米活着"。则进一步说明了人要通过事业来涵养自己的精神世界。在社会变革的21世纪，每一个人都渴望成功，渴望实现自己的人生价值，都希望自己的生命绚丽多彩，而现实世界的竞争又是异常激烈，在这样的现实面前，医院里的每一名员工，不管属于哪个专业，在哪个岗位，都需要对自己的职业生涯进行规划，以期实现自己的职业目标和人生理想。

　　职业生涯规划作为贯穿人一生的活动，包括了一个人的学习、工作，并对生活以及兴趣爱好的兼顾，可以说渗透了生命历程中的方方面面。对于医院而言，它是一项系统的、复杂的管理工程，因为它涉及医院责任与使命、发展战略、组织结构、培训机制、考核机制和晋升机制等。同时，随着社会环境、个体价值观、家庭环境、工作环境的变化，每个人的职业期望都会有不同程度的变化，这又导致职业生涯规划必然是一个不断变化的动态过程。但漫漫人生路上，尽管有些情形会发生变化，有的可能是瞬息万变，但在职业发展的道路上，还是需要一定的"定力"，尤其是职业生涯的规划方面，还是要遵循一定的规划与程序，本章内容就是按照一定的规则和流程对职业生涯的有序规划进行阐述。具体包含了个人情况分析与评估以及职业目标选择与确定两大方面。

4.1　个人情况分析与评估

　　早在两千多年前的古希腊，阿波罗神庙的门柱上就篆刻着"认识你自己"的铭文。生活在今天的现代人，理应更明白认识自己的重要性。所以，作为一名员工，首先要知道自己是谁？现在在哪里？该往哪里去？如果自己的位置都不清晰，那么在人生的道路上必然会迷失自我，找不着方向。

美国学者弗兰克·帕森斯在其著作《选择职业》（1909年）一书中界定了进行明智的生涯选择所包含的3个步骤：第一，对自身的兴趣、技能、价值观、目标、背景和资源进行细致的自我评估。第二，考察所有学校学习、业余培训、就业机会和各种职业的可供选择的机会。第三，基于前两个阶段所发掘的信息，仔细推断何为最佳选择。帕森斯的模型为大众解决生涯问题和进行决策提供了非常有逻辑的理性方法。

此处之所以引用弗兰克·帕森斯在1909年著作中对生涯选择的认识，一是想告诉读者：美国学者在100多年前就对选择职业进行了非常清晰的研究；二是虽然100多年过去了，但今天的我们应用这些认识却一点也不过时，它依然对我们进行职业生涯规划具有指导价值。就个人情况的分析与评估而言，首先是个人职业价值观评估，其次是资质能力与岗位匹配性的评估，再次是个人可利用资源的评估。

4.1.1　个人职业价值观评估

唐纳德·舒伯（Donald Super，1990）是最为重要的"过程取向"理论家之一。他于20世纪50年代初开始提出关于生涯发展的新思路。例如，他指出职业选择部分基于个人的自我概念；也就是说，个人通过职业选择来寻求自我概念的实现。这一观点与人格、职业这两个概念紧密结合，形成他对生涯的看法。唐纳德·舒伯提出了生活（生涯）彩虹理论，他认为9种生活角色是我们理解生涯概念的良好途径。每个人在其一生中的不同时间里承担着一个或多个角色。此外，对于每个人来说，每个生活角色的强度随时间而变化。各种生活角色的结合及其强度构成了每个人的生涯基础。有些角色是从生物和遗传角度来定义的，有些则是个人的选择。这9种角色是：孩子（儿子或女儿）；学生；休闲者；公民；工作者；退休者；配偶或伴侣；持家者；父母或祖父母。你预期在你的生活/生涯中将扮演哪种角色？各种角色的强度、力度如何？你是如何决定参与到这些角色里的？有哪些内部、外部的力量？

在有关职业价值观的研究方面，20世纪60年代末，心理学家凯茨（Katz，1993）对250种职业进行了详尽的研究，提炼出了现在使用的8种职业价值观以及凯茨给出的定义（表 4-1）。我们可以对照一下凯茨所描述的 8 种职业价值观，看看自己更倾向于认同哪一种价值观？这与自己目前所从事的职业是否相匹配？

表 4-1　凯茨 8 种职业价值观

价值观	定义
高收入	最低收入（足以生存）对于每个人来说都是最重要的。人们对于什么是"高"收入有不同看法。所以，这里把"高收入"定义为某一特定的数额，在支付基本的生活费用后还有可随意支配的钱，可以买奢侈品、坐头等舱旅行。
社会声望	如果人们尊重你，在社会事务上寻求你的帮助、听取你的意见，那么你就是拥有社会声望的人。当然，"社会声望"可以通过不同方式获得。然而，在当今社会，职业往往对于"社会声望"至关重要。无论对错，与其他职业相比，我们的确更为尊重某些职业。
独立性	与其他职业相比，某些职业给你更多自由来自己做出决策，而无须在他人的监管或指导下工作。一个极端是有能力的自由艺术家、作家，他们可以在完全没有监管的情况下工作。另一个极端则是军队或有诸多控制的巨型商业机构，他们对个人决策有严格的限制。
帮助他人	许多人都乐于帮助他人，通过工作以外的日常生活来体现。他们不辞辛苦提供帮助、赠送礼物、捐款到慈善机构，诸如此类。这些都不包括在我们所谈的概念里。我们要说的是，你是否想把"帮助他人"作为你职业的主要内容？在何种程度上，你愿意投入到帮助人们改善健康、提高教育、增加福祉的工作中？
稳定性	在最"稳定"的职业中，你无须担心失业以及收入。你的工作有一定的任期——你不会轻易被解雇。即使遇到经济衰退，就业率仍然很高，没有季节的高低起伏。你的收入总体来说非常稳定且可以预知，不会因为经济低潮而消失。你的职业不会被自动化或其他技术改革所淘汰。
多样性	最大限度拥有"多样性"的职业会包含许多不同类型的活动，要解决各种不同问题，工作地点常常变化，常常遇到新面孔。与"多样性"相对的是常规性、可预测性或者重复性。如果你非常看重"多样性"，那么你可能喜欢新鲜和惊喜，享受面对新问题、新事件、新地方和新的人。
领导	你喜欢领导他人、告诉他们怎样做并且为他们表现负责吗？看重"领导"这一价值观的人通常希望拥有控制事件的权力。他们希望影响他人，让大家有效地一起工作。如果他们成熟，就会知道"责任"与"领导"相伴。当事情发展不顺利，他们要为此承担责任，即使他们本身并无过错。
休闲	你的职业所允许的业余时间之数量的多少有多重要？"休闲"包括工作时间短、假期长，或是有机会选择下班时间。看重"休闲"就相当于这么一句话："我下班后得到的满足感对我来说如此重要，因而绝不可以被工作所干扰。"

美国心理学家舒伯曾于 1970 年编制了 WVI 职业价值观测试量表，被国内很多的机构、职业生涯规划专家所应用，有许多医院也应用此表进行员工的职业价值观测试，应用效果得到肯定。

WVI 职业价值观测试量表是用来衡量价值观——工作中和工作以外的——以及激励人们工作目标。量表将职业价值分为 3 个维度：一是内在价值观，即与职业本身性质有关的因素；二是外在价值观，即与职业性质有关的外部因素；三是外在报酬，共计 13 个因素：利他主义；美感；智力刺激；成就感；独立性；社会地位；管理；经济报酬；社会交际；安全感；舒适；人际关系；变异性或追求新意。

下面有 52 道题目（表 4-2），每个题目都有 5 个备选答案，测评者根据自己的实际情况或想法，在题目后面选出相应字母，每题只能选择一个答案。通过测验，可以大致了解自己的职业价值观念倾向。A. 非常重要；B. 比较重要；C. 一般；D. 较不重要；E. 很不重要。

表 4-2　工作价值观量表

1. 你的工作必须经常解决新的问题　　　　　　　　　　A B C D E
2. 你的工作能为社会福利带来看得见的效果
3. 你的奖金很高
4. 你的工作内容经常变换
5. 你能在你的工作范围内自由发挥
6. 工作能使你的同学、朋友非常羡慕你
7. 工作带有艺术性
8. 你的工作能使人感觉到你是团体中的一分子
9. 不论你怎么干，你总能和大多数人一样晋级和增加工资
10. 你的工作使你有可能经常变换工作地点、场所或方式
11. 在工作中你能接触到各种不同的人
12. 你的工作上下班时间比较随便、自由
13. 你的工作使你不断获得成功的感觉
14. 你的工作赋予你高于别人的权力
15. 在工作中，你能试行一些自己的新想法
16. 在工作中你不会因为身体或能力等因素，被人瞧不起
17. 你能从工作的成果中，知道自己做得不错
18. 你的工作经常要外出，参加各种集会和活动
19. 只要你干上这份工作，就不再被调到其他意想不到的单位和工种上去
20. 你的工作能使世界更美丽
21. 在你的工作中，不会有人常来打扰你
22. 只要努力，你的工资会高于其他同年龄的人，晋级或增加工资的可能性比干其他工作大得多
23. 你的工作是一项对智力的挑战
24. 你的工作要求你把一些事务管理得井井有条
25. 你的工作单位有舒适的休息室、更衣室、浴室及其他设备
26. 你的工作有可能结识各行各业的知名人物
27. 在你的工作中，能和同事建立良好的关系

续表

28.	在别人眼中，你的工作是很重要的
29.	在工作中你经常接触到新鲜的事物
30.	你的工作使你能常常帮助别人
31.	你在工作单位中，有可能经常变换工作
32.	你的作风使你被别人尊重
33.	同事和领导人品较好，相处比较随便
34.	你的工作会使许多人认识你
35.	你的工作场所很好，比如有适度的灯光，安静、清洁的工作环境，甚至恒温、恒湿等优越的条件
36.	在工作中，你为他人服务，使他人感到很满意，你自己也很高兴
37.	你的工作需要计划和组织别人的工作
38.	你的工作需要敏锐的思考
39.	你的工作可以使你获得较多的额外收入，比如：常发实物、常购买打折扣的商品、常发商品的提货券、有机会购买进口货等
40.	在工作中你是不受他人差遣的
41.	你的工作结果应该是一种艺术而不是一般的产品
42.	在工作中不必担心会因为所做的事情领导不满意，而受到训斥或经济惩罚
43.	在你的工作中能和领导有融洽的关系
44.	你可以看见你的努力工作的成果
45.	在工作中常常要你提出许多新的想法
46.	由于你的工作，经常有许多人来感谢你
47.	你的工作成果常常能得到上级、同事或社会的肯定
48.	在工作中，你可能做一个负责人，虽然可能只领导很少几个人，你信奉"宁做兵头，不做将尾"的俗语
49.	你从事的那种工作，经常在报刊、电视中被提到，因而在人们的心目中很有地位
50.	你的工作有数量可观的夜班费、加班费、保健费或营养费
51.	你的工作比较轻松，精神上也不紧张
52.	你的工作需要和影视、戏剧、音乐、美术、文学等艺术打交道

评分与评价：上面的 52 道题分别代表十三项工作价值观。每个 A 得 5 分、B 得 4 分、C 得 3 分、D 得 2 分、E 得 1 分。请你根据下面评价表（表 4-3）中每一项前面的题号，计算一下每一项的得分总数，并把它填在每一项的得分栏上。然后在表格下面依次列出得分最高和最低的三项。

表4-3　员工自我评价表

题号	得分	价值观	说明
2，30，36，46		利他主义	工作的目的和价值，在于直接为大众的幸福和利益尽一分力
7，20，41，52		美感	工作的目的和价值，在于能不断地追求美的东西，得到美感的享受
1，23，38，45		智力刺激	工作的目的和价值，在于不断进行智力的操作，动脑思考，学习以及探索新事物，解决新问题
13，17，44，47		成就感	工作的目的和价值，在于不断创新，不断取得成就，不断得到领导与同事的赞扬，或不断实现自己想要做的事
5，15，21，40		独立性	工作的目的和价值，在于能充分发挥自己的独立性和主动性，按自己的方式、步调或想法去做，不受他人的干扰
6，28，32，49		社会地位	工作的目的和价值，在于所从事的工作在人们的心目中有较高的社会地位，从而使自己得到了人的重视与尊敬
14，24，37，48		管理	工作的目的和价值，在于获得对他人或某事物的管理支配权，能指挥和调遣一定范围内的人或事物
3，22，39，50		经济报酬	工作的目的和价值，在于获得优厚的报酬，使自己有足够的财力去获得自己想要的东西，使生活过得较为富足
11，18，26，34		社会交际	工作的目的和价值，在于能和各种人交往，建立比较广泛的社会联系和关系，甚至能和知名人物结识
9，16，19，42		安全感	不管自己能力怎样，希望在工作中有一个安稳局面，不会因为奖金、增加工资、调动工作或领导训斥等经常提心吊胆、心烦意乱
12，25，35，51		舒适	希望能将工作作为一种消遣、休息或享受的形式，追求比较舒适、轻松、自由、优越的工作条件和环境
8，27，33，43		人际关系	希望一起工作的大多数同事和领导人品较好，相处在一起感到愉快、自然，认为这就是很有价值的事，是一种极大的满足
4，10，29，31		变异性或追求新意	希望工作的内容应该经常变换，使工作和生活显得丰富多彩，不单调枯燥

得分最高的三项是：①　　　　；　②　　　　；　③　　　　　。

得分最低的三项是：①　　　　；　②　　　　；　③　　　　　。

从得分最高和最低的三项中，可以大致看出你的价值倾向，在选择职业时就可以加以考虑。

下面是本章作者张英应用此量表的评价结果（表4-4）。

表4-4　景惠管理研究院张英自我评价结果

题号	得分	价值观	说明
2，30，36，46	20	利他主义	工作的目的和价值，在于直接为大众的幸福和利益尽一分力
7，20，41，52	19	美感	工作的目的和价值，在于能不断地追求美的东西，得到美感的享受

续表

题号	得分	价值观	说明
1, 23, 38, 45	20	智力刺激	工作的目的和价值，在于不断进行智力的操作，动脑思考，学习以及探索新事物，解决新问题
13, 17, 44, 47	20	成就感	工作的目的和价值，在于不断创新，不断取得成就，不断得到领导与同事的赞扬，或不断实现自己想要做的事
5, 15, 21, 40	20	独立性	工作的目的和价值，在于能充分发挥自己的独立性和主动性，按自己的方式、步调或想法去做，不受他人的干扰
6, 28, 32, 49	19	社会地位	工作的目的和价值，在于所从事的工作在人们的心目中有较高的社会地位，从而使自己得到了人的重视与尊敬
14, 24, 37, 48	20	管理	工作的目的和价值，在于获得对他人或某事物的管理支配权，能指挥和调遣一定范围内的人或事物
3, 22, 39, 50	18	经济报酬	工作的目的和价值，在于获得优厚的报酬，使自己有足够的财力去获得自己想要的东西，使生活过得较为富足
11, 18, 26, 34	17	社会交际	工作的目的和价值，在于能和各种人交往，建立比较广泛的社会联系和关系，甚至能和知名人物结识
9, 16, 19, 42	16	安全感	不管自己能力怎样，希望在工作中有一个安稳局面，不会因为奖金、增工资、调动工作或领导训斥等经常提心吊胆、心烦意乱
12, 25, 35, 51	10	舒适	希望能将工作作为一种消遣、休息或享受的形式，追求比较舒适、轻松、自由、优越的工作条件和环境
8, 27, 33, 43	20	人际关系	希望一起工作的大多数同事和领导人品较好，相处在一起感到愉快、自然，认为这就是很有价值的事，是一种极大的满足
4, 10, 29, 31	15	变异性或追求新意	希望工作的内容应该经常变换，使工作和生活显得丰富多彩，不单调枯燥

　　得分最高的六项是（因为最高的 6 项均为 20 分，故在原表要求 3 项的基础上选择了 6 项）：①利他主义；②智力刺激；③成就感；④独立性；⑤管理；⑥人际关系。

　　得分最低的三项是：①舒适；②变异性或追求新意；③经济报酬。

　　通过 WVI 职业价值观测试量表的测评，张英认为结果非常符合自己的价值观。作为从事医院管理工作 30 年，其中有 20 年在医院管理咨询与培训行业打拼的职场人士，一路走来，实践也证明了自己非常喜欢知识型工作，认为为别人提供智力咨询是一件非常有成就感的事情，喜欢自己能够掌控时间，独立自主地开展工作，希望能和在工作中结识的同道结下深厚的友情。自认为在专注、执着的职业生涯发展中依靠稳定的价值观实现了自己的人生价值。

　　作为一名医务人员的读者，也可以用此表测试一下自己的价值观，看现在所选择的职业是否与自己的价值观相匹配。

4.1.2　胜任能力与岗位匹配性的评估

医院员工职业生涯规划与大学生或未进入工作岗位人员职业生涯规划最大的不同点在于自己的专业已经确定，岗位也基本确定，能够选择的就是在未来的发展中是否转变职业发展通道，如是否由专业技术人员转变为管理人员，是否由一个科室换岗到专业相近的另一个科室，或者调动到另一家医院甚至转换行业等。在审视了自己的价值观，明确了生命中最关注的东西之后，就要对自己的能力进行综合评估，力争做到个人能力与所选择的岗位要求相匹配。作为用人单位的医院，也会对员工的能力进行客观、综合的评估，以提高用人的有效性，进而提高医院的运营效率。

在不同的社会制度，不同的发展时期，对合格员工与优秀人才的评价标准都会随着制度、经济、文化的变迁而改变。在中国历史上，政府对人才的选拔方式有阶段性的变化。春秋战国时期，诸子百家主要通过毛遂自荐的形式发表自己的主张，选人的标准主要是能否帮助强盛国家、抵御外敌。西汉至南北朝时期，主要的方式为察举制，更多的侧重个人贤德、孝道。隋唐创建科举制度以来，主要通过考试的方式来评定个人的能力。诸葛亮云"夫人之性最难察焉，美恶既殊，情貌不一。有温良而为诈者，有外恭而内欺者，有外勇而内怯者，有尽力而不忠者，然知人之道有七焉：一曰问之以是非而观其志，二曰穷之以辞而观其变，三曰咨之以谋而观其识，四曰先之以难而观其勇，五曰醉之以酒而观其性，六曰临之以利以观其廉，七曰期之以事以观其信。"司马光曰"取士之道，当先德行，后文学"。康熙称"国家用人，当以德为本，才艺为末"。可见"德"在人才评定中起着至关重要的作用，很多时候甚至是排在第一位的。现代社会选人用人标准和条件发生了深刻变化，用人组织也逐渐多元化、多层次。通用电器公司（GE）青睐有"精力"、能"激发活力"、有"锋芒"、兑现承诺的人。微软中国寻找"聪明"人，而不限于计算机专业，青睐"失意者"和具有冒险精神的人。"微软一直在寻找自己需要的聪明人，而聪明人的含义又很特别。"微软有自己的一套来考察人的"聪明"程度。比如，微软的招聘人员会给应聘者"3388"四个数字，看他能不能在最短时间内通过加减乘除得出24。还有一些问题，更是"刁钻古怪"，比如考官会问应聘者"美国有多少加油站""上海的出租车产业占上海多少比例"。而这些问题当然不是考查应聘者的记忆力和常识，事实上也没有标准答案，关键是考查应聘者分析问题的能力、如何找到一个解决问题的切入点。华为对优秀管理者的3个衡量标准是：一是具有敬业精神，对工作是否认真，改进了，还能改进吗？还能再改进吗？二是具有献身精神，不能斤斤计较。三是具有责任心和使命感，这将决定管理者是否能完全接受企业的文化，担负起企业发展的重担。谷歌对优秀管理者提出了 8 项要求：是一个好的教练；对团队授权而不是做细节管理；非常关心团队成员事业成功及个人福祉；工作成效高，并且结果导向；是一个良好的沟通者，愿意倾听和分享信息；能帮助下属实现职业发展目标；能为团队设定清晰的愿景和战略；具备重要的岗位技能，能对团队提供建议。

　　从各个组织的人才标准来看，选人标准不系统，真正用人的时候难以准确测评和量化，因此，如何构造一个可量化的模型显得尤为重要，借助模型更能有针对性的甄选出能为组织创造效益的人才。胜任力模型就是目前比较被广泛认可和采用的一个方法。

　　胜任力的概念由心理学家 Robert W. White 首次提出，作为绩效激励的概念，在《再谈激励：胜任力概念》（1959）一文中，第一次提出与人才识别、个性特征相关的 "胜任力（competence）" 这一概念，但对胜任力特征的探究最早可追溯到 "科学管理之父" ——Taylor 的 "时间动作研究"，它的原理是以时间为单位，把工作细分成若干部分分配给职工，也就是把复杂的工作分解成一系列简单的步骤，记录每个步骤所耗费的时间，以此来诠释出了这样的一个道理：不同工作性质和内容对员工胜任力有不同的要求。所以只有建立规范化的操作流程和方法，采用系统的培训和发展活动去提高员工的胜任力，才能提高绩效和员工的素质。这个胜任力的概念是指可以直接观察的身体动作技能或体力因素，如灵活性、力量、持久力等，这项研究体现的思想产生了极其深远的影响，这项 "科学管理" 的研究被称为 "管理胜任特征运动"。而真正被认可为胜任力研究创始人的是哈佛大学著名心理学教授、McBer & Company（现改为 Hay Group）公司创始人戴维·麦克利兰（David C. McClelland），由于他和其团队在胜任力研究的诸多建树和丰硕成果，胜任力的理论研究和应用随即风靡美、英、加等西方国家，并成为 20 世纪 80 年代一个前沿的管理理念，许多世界著名企业如 AT&T、IBM 都建立了胜任力特征体系。

　　自胜任力的概念引入管理中以来，学术界和企业界对胜任力的界定尚未达成共识，有的从个体、组织、行业三个水平进行界定，也有的从分析对象（工作或员工）上进行探讨，由于分析的对象不同，切入点也不一致，所给出的定义林林总总、众说纷纭。国内对 competency 和 competence 常见的翻译有 "胜任力" "胜任素质" "胜任特征" "胜任特质" "职能" "能力"，通过查阅医院管理的相关文献，凡涉及类似概念的，大多表述为 "胜任力"。有关胜任力的定义见表 4-5。

表 4-5 胜任力定义汇总

学者	定义
McClelland（1973）	可以预测工作绩效，不因种族、性别或社会经济所影响的行为特质与属性，可区分卓越绩效与一般绩效者。
Klemp（1980）	一种让个人在工作上表现高效能或出色的重要特性。
Peak & Brown（1980）	为求成功地执行各项任务，所应有的相关技能、认知及态度。
Boyatzis（1982）	个人潜在的基本特质，并能够出有效或卓越的工作绩效。这些个人特质包括动机、技巧、自我概念或社会角色及所运用的知识。
Ulrich，Brockbank & Yeung（1989）	个人所具备或表现出来的知识、技能与能力。
McLagan（1990）	对品质成果的产生具有重要影响的个人能力。
Woodruffe（1991）	个人借由个人职能达到胜任工作的活动。
Spencer & Spencer（1993）	胜任力是一项潜在的个人特质，与个人的工作表现具有高度的因果关系，它能导致绩效，或可用来预测绩效及行为表现
Dubois（1993）	一名员工符合或超越某职务需要条件的能力，能够在内部与外部环境限制下，以符合期望的水准达成任务。
Ralelin & Cooledge（1995）	胜任力必须涉及敏感性、创造性以及直觉等不能轻易观察到的个人特质，并且包含"学习再学习"的有机能力。
Mansfield（1996）	胜任力是精确、技巧与特征行为的描述，员工必须依此进修，才能胜任工作，并提升绩效表现。
Byham & Mbyer（1996）	一切与工作成败有关的行为、动机与知识，而这些行为、动机及知识是可以被分类的，区分行为胜任力（behavioral competencies）、知识与技能胜任力（knowledge/ skill competencies），以及动机胜任力（motivational competencies）三类。
Klein（1996）	与一般绩效相比，卓越绩效者所展现出来较佳的一致性行为。
Blancero，Boroski & Dyer（1996）	智能包含了知识、技巧、能力以及其他藉由达成行为目标的归因。
Mirabile（1997）	与工作高绩效表现相关的知识、技巧、能力或特质。
Parry（1998）	胜任力包含一个人的知识、态度及技能，是影响一个人工作的最主要因素。胜任力可以藉由一个可接受的标准来衡量，并可以经由训练与发展来加以增强。
美国项目管理学会 PMI（2002）	与工作中主要任务绩效表现有关联性的知识、态度、技巧及其他的个人特质等能力群组，可被共同认知的标准来测量，并且可经由训练及发展来提升。
Newsome，Catano & Day（2003）	与成功工作表现相关的个人特质与行为。
仲理峰，时勘（2003）	能把某职位中表现优异者和表现平平者区别开来的个体潜在的、较为持久的行为特征（Behavioral characteristics）。这些特征是可以认知的、意志的、态度的、情感的、动力的或倾向性的等。
王建民、杨木春（2012）	组织中绩效卓越成员所具备的可评估与开发的内在和外在要素的集合；要素包括技术能力、知识结构、职业精神、价值观念、性格特征和心理动机。这六种要素有机联系、融合汇聚，形成"胜任"工作、项目、岗位、团队或组织的"合力"。

　　比较众多学者的定义，大体可以归纳为三类：一类强调胜任力是个体的"潜在特质"；一类强调是个体的"显性行为"；另一类认为胜任力是"潜在特质＋显性行为"。可以看出，部分学者认为胜任力是可以通过学习、培训习得。尽管学界的专家和学者并没有在胜任力的定义上达成共识，但以下内容得到共同认可：①胜任力应该与员工所能胜任的岗位工作是密切相关的；②胜任力由各种要素构成，包括某特定领域的知识和技能，也包含个人的动机、特征、自我形象和社会角色；③胜任力具有鉴别性，能区分优秀员工与一般员工，能充分揭示优秀员工所具有的成功素质；④胜任力具有可预测性，用胜任力模型分析法，能有效区分更适合某岗位的员工，并能预测员工在今后工作岗位的表现；⑤胜任力构成要素是可测量和计数的；⑥胜任力具有动态性，胜任力的变化程度，将随着人们在不同的年龄、阶段、职业生涯层级以及环境的变化而转变。

　　根据对胜任力的定义，两个比较通俗易懂的模型被建立起来，一个是"冰山模型（Iceberg model）"，另一个是"洋葱模型（Onion model）"。前者由麦克莱兰（McClelland）提出并由斯宾塞（Spencer）夫妇改进，后者由博亚特兹（Boyatzis）提出。

　　"冰山"模型：根据 McClelland 的观点，将胜任力比作一座漂浮于水中的"冰山"，组成胜任力的 5 个部分依据显现程度不同，组成"冰山"模型，浮出水面部分为外显胜任力，包括行为、具有的知识和技能等，这些组成要素容易被感知和后天培养，仅仅是胜任力基本素质的要求，是胜任工作的最低最基本的要求。而潜在水下的为内隐部分，包括人的价值观、态度、个性、动机，这些是不易感知的，并难以培养，是人格方面的因素，也是区分绩优者和普通者的关键因素。外显和内隐两个部分共同决定了某特定个人从事特定职位的行为。"冰山"模型的组成要素见图 4-1。

　　"洋葱"模型："洋葱"模型由内到外说明了胜任力

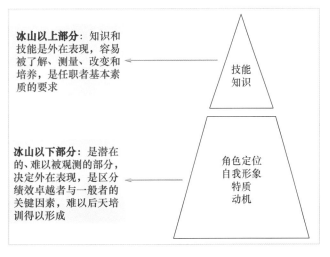

图 4-1　胜任力"冰山"模型构成要素

各组成要素被可识别的程度（图 4-2）。最核心的是动机，然后向外依次展开为个性、自我形象、价值观、态度、知识、技能。越往外层，越易于培养和评价；越向内层，越难以评价和习得。大体上，"洋葱"最外层的知识和技能，相当于"冰山"的水上部分，而其他部分相当于"冰山"水下部分。与"冰山"模型相比，本质上是一样的，都强调了核心特质或基本特质，核心素质可以预测一个人的长期绩效。相比而言，"洋葱"模型更突出潜在特质与显现特质的层次关系。

当前大多数组织通常以某个人"显现"的知识和技能来招聘、选拔人才，并假设他具有深层次的特质和动机，或认为这些"潜在"的胜任特质可以通过各种方法进行培养。然而这些"潜在"特质是难以在短时间改变的，是个人长期形成的，从经济学的角度来说，直接选择符合特定情景下的具有核心动机和特质的人才，而直接培养他们所需要的知识和技能，更加符合成本效益。正如一句西方谚语："你可以教导一只火鸡如何爬树但更容易的事则是直接雇用一只松鼠。"当然准确地雇用这只"松鼠"却绝非容易，需要敏锐的洞察力或借助可预测的科学管理工具。

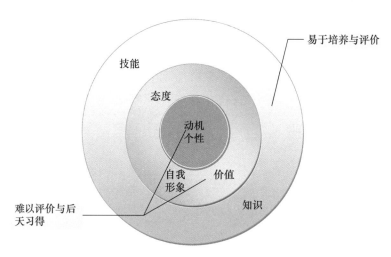

图 4-2　胜任力"洋葱"模型构成要素

清华大学继续教育学院医药卫生研究与培训中心"医院中层管理干部胜任力研究"课题组通过关键事件与聚类分析等方法归纳出医院中层管理干部的 5 个胜任特征族群，见图 4-3。

上海交通大学中国医院发展研究院姚文华等在《专科医师胜任力评价指标体系构建》一文中得出专科医师胜任力评价的相关指标，见表 4-6。

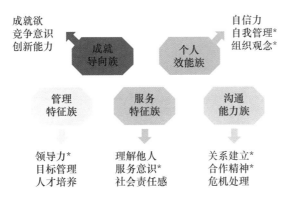

图4-3　医院中层干部胜任特征群（* 表示鉴别胜任力）

表4-6　专科医师胜任力评价指标与权重

一级指标	权重	二级指标		权重	组合权重
1. 医学知识学习能力	0.1878	1.1	专科基础理论和临床专业知识的学习	0.2896	0.0544
		1.2	本领域新知识、新进展的学习	0.3362	0.0631
		1.3	交叉学科相关知识的学习	0.1448	0.0272
		1.4	本专业外文文献的学习	0.2295	0.0431
2. 临床实践能力	0.1757	2.1	患者病情分析与诊疗方案的制订	0.2650	0.0466
		2.2	本专业手术技能、操作技能的掌握程度	0.2650	0.0466
		2.3	疑难危重患者的处理及救治能力	0.2050	0.0360
		2.4	会诊规范，并给出合理意见及处理方案	0.1625	0.0285
		2.5	合理利用医疗资源，自觉规范医疗行为	0.1025	0.0180
3. 团队合作能力	0.1252	3.1	与各级医师建立良好的关系，正确处理团队其他成员的不同意见	0.2650	0.0332
		3.2	与护士及相关技术人员建立良好的合作关系	0.1625	0.0203
		3.3	注重多学科合作，愿与他人分享交流本专业知识	0.2050	0.0257
		3.4	在医疗团队或小组中有所担当，并完成相应医疗工作	0.2650	0.0332
		3.5	能在医疗团队中提出创新理念，带领团队共同进步	0.1025	0.0128
4. 沟通与协调能力	0.1618	4.1	与患者及其家属进行有效的沟通	0.8982	0.1453
		4.2	与其他医师、护士及行政人员保持良好的沟通	0.6131	0.0992
		4.3	善于解决个人矛盾或消除团队间的分歧	0.3869	0.0626
		4.4	对突发事件的应变及协调能力	0.7737	0.1252
5. 科研与教学能力	0.0626	5.1	学习相关学术研究成果，总结临床中的经验教训作为学术科研的基础	0.2107	0.0264
		5.2	开展临床研究，提出临床问题、做好科研设计、组织科研实施、撰写学术论文	0.1054	0.0132

续表

一级指标	权重		二级指标	权重	组合权重
5. 科研与教学能力	0.0626	5.3	了解 SCI 论文的写作方法与技巧,具有一定的 SCI 论文撰写能力	0.2723	0.0341
		5.4	组织教学查房、病例汇报、业务学习等	0.2446	0.0306
		5.5	指导见习/实习学生、住院医师的临床工作	0.1670	0.0209
6. 自我管理能力	0.1252	6.1	自我评估,批判性分析自己的成绩	0.2295	0.0287
		6.2	自我更新,保持终身学习能力	0.3362	0.0421
		6.3	自动纠错,重视自我评价及同行评价	0.2896	0.0362
		6.4	时间管理,有效平衡工作和生活	0.1448	0.0181
7. 职业精神	0.1618	7.1	救死扶伤,坚持"以患者为中心"	0.2896	0.0468
		7.2	目标明确,有信息应对挑战	0.1448	0.0234
		7.3	以身作则,行为值得信赖	0.2295	0.0371
		7.4	追求卓越,对生命保持敬畏	0.3362	0.0544

河南护理职业学院常玉兰等在《心血管专科护士岗位胜任力模型的构建》一文中得出心血管专科护士岗位胜任力模型表见表 4-7。

表 4-7　心血管专科护士岗位胜任力模型表

	一级指标	操作性定义	权重	变异系数		二级指标	权重	变异系数	特征类型
1	专业知识	一定范围内相对稳定的系统化知识	0.26	0.06	1.1	基础医学知识	0.50	0.11	基准胜任力特征
					1.2	心血管知识	0.50	0.14	基准胜任力特征
2	专业技能	从事某一职业的专业技术水平及能力	0.30	0	2.1	观察评估能力	0.26	0.11	基准胜任力特征
					2.2	专科操作能力	0.25	0	基准胜任力特征
					2.3	应急处理和抢救能力	0.25	0.10	基准胜任力特征
					2.4	危重症监护能力	0.24	0.11	基准胜任力特征
3	相关专业能力	个体将所学的知识、技能和态度在特定的活动或情境中进行类化迁移与整合所形成的能完成一定任务的能力	0.24	0.10	3.1	沟通交流能力	0.15	0.11	基准胜任力特征
					3.2	合作协调能力	0.15	0.11	基准胜任力特征
					3.3	文件书写能力	0.14	0.14	基准胜任力特征
					3.4	健康促进和疾病预防能力	0.14	0.13	基准胜任力特征
					3.5	心理护理能力	0.14	0.17	基准胜任力特征
					3.6	专业成长能力	0.14	0.17	鉴别胜任力特征
					3.7	科研发展能力	0.14	0.13	鉴别胜任力特征
4	职业特质	指人与职业行为有关的差异性、内在的个人特点	0.20	0.11	4.1	身体素质	0.21	0.10	基准胜任力特征
					4.2	适应力	0.20	0.16	鉴别胜任力特征
					4.3	责任感	0.20	0.14	鉴别胜任力特征
					4.4	慎独	0.20	0.13	鉴别胜任力特征
					4.5	同理心	0.19	0.13	鉴别胜任力特征

当我们在确定职业发展方向和目标时，可以参照上述有关胜任力的论述和胜任力模型，对照标准和方法进行评估，得出的评估结论会对自己的职业生涯规划有相当大的帮助。

作为医院的人力资源管理人员或员工的上级，则可以借助访谈、考察以及相关的测评工具等进行测评，为员工的职业发展提出指导性的建议。常用的人力资源测评工具见表 4-8。

表 4-8　常见的人力资源测评工具表

人才测评体系		
标准化测验	心理测验	投射测验
无领导小组讨论	情景模拟	公文筐测验
角色扮演		案例分析法
行为性面试	面试	动机面试
情境性面试		压力面试
人才评价中心		

从具体实操层面而言，胜任能力与岗位匹配性的评估在员工职业生涯发展过程中是一项需要双向互动的工作，即员工需要进行自我审视，自我评价，自我成长，医院层面则需要有明确的岗位任职资格条件、胜任能力要求和明确的岗位职责。这些可以通过医院规范的岗位说明书，专业技术人员和管理人员晋升通道，干部选拔与考核办法等相关文件和资料中获取。作为一名积极向上，立志投身医疗卫生事业的专业人士，应该有收集、整理、更新个人职业发展政策与制度的良好习惯，这样才能确保个人职业发展与医院的发展需求相同步。

4.1.3　个人可利用资源的评估

一个人的成长与发展固然与个人能力息息相关，不然古人就不会有"天生我才必有用"的豪情，但现实中确实也有人"怀才不遇"，甚至有的人因为职场不顺而长期郁闷。因此，在评估个人情况时，除了评估个人能力、医院的平台外，还要综合考虑在个人职业生涯发展中可充分利用的其他社会资源。比如有学者认为一个人成功的三个主要因素是人脉（包括家族关系、姻亲关系、同事同学关系以及社会关系等）、金脉（包括薪资所得、有价证券、基金以及各种动产和不动产等）、知脉（包括知识力、技术力、企划力、洞察力以及敏锐力等）。这些都值得我们在进行自我评估时借鉴。但最核心的问题还是要明白："我自己能做什么？这个社会需要我做什么？我应该做什么？我应该怎么做？"这个过程事实上也是自己在社会中的自我定位过程。表4-9是个人情况维度、包含的主要内容与可变性示例。

表4-9 个人情况维度、包含的主要内容与可变性示例

维度	主要内容	可变性
成长背景	1. 家庭背景：出生地、父母的社会地位与经济状况、亲戚关系	1. 一定程度的改变
	2. 教育经历：就读学校、专业、学历、学位	2. 一定程度的改变
	3. 35岁以前的工作经历：技能提升与职业资本积淀	3. 35岁以前可改变
个人状况	1. 健康状况	1. 一定程度的改变
	2. 形象气质	2. 一定程度的改变
	3. 个人性格和特质	3. 比较难以改变
现实环境	1. 所在的行业	1. 可以改变
	2. 所在的单位	2. 可以改变
	3. 周边的人际关系	3. 一定程度的改变
出生地	1. 广东出生会说流利的粤语	1. 在香港就业有优势
	2. 内蒙古出生会说流利的蒙语	2. 在蒙古国做生意有优势
教育背景	1. 博士毕业	1. 有成为顶尖学者的机会
	2. 技工学校毕业	2. 有成为顶尖技术工人的机会
个人经历	1. 多个国家工作生活经历	1. 国际视野
	2. 从没有出过国	2. 国内视野
	3. 从没有出过省	3. 省内视野
	4. 从没有出过县	4. 县内视野
所在单位	1. 在省级大型医院工作30年	1. 有可能成为本省的顶尖医学专家
	2. 在乡镇卫生院工作30年	2. 有可能成为本省扎根基层的模范

本书作者张英所著的《优秀员工的10项修炼》一书中，编制的"个人价值评估表"，在实际应用中可借鉴。见表4-10。

表4-10 个人价值评估表

我是谁？	
我的出生地或者居住地有何优势或者劣势？能够给我带来哪些价值或者有哪些东西需要自己通过后天努力去弥补？	
我的父母给了我什么样的教养和知识？他们为自己的发展搭建了什么样的平台？有哪些优势可以利用？有哪些不足需要后天的弥补？	

续表

我是谁？	
我的性格特点是什么？在这个社会生存和发展有什么优劣势？有哪些优点需要发扬？有哪些缺点需要克服？	
我的特长是什么？如何才能充分发挥其价值？我有什么短板？这些短板会如何影响我的人生发展？我该如何克服？	
我个人的价值观是什么？	
我的兴趣和爱好是什么？干什么事让我最有激情？	
对我是谁的概括性评估：	
我要去哪里？	
我最看重什么东西？我认为什么才是值得一生去追求的？	
我希望我所追求的东西能够给我带来什么（包括物质和精神方面）？	
我的理想职业是什么？在自己的职业领域希望达到什么样的高度？实现哪些目标？	
对我要去哪里的概括性评估：	
我该如何去？	
我达到人生目的所依靠的主要资源是什么？	
我将通过何种途径或手段实现我的目标？	
在实现目标的过程中，将有哪些组织或人可以给我提供哪些有价值的帮助？	
为了实现目标，我该如何充分发挥自己的优势和克服自己的缺点？	
对我该如何去的概括性评估：	

由上所述可见，个人情况分析与评估在职业生涯规划过程中是一个综合分析与评估的过程，既要做到个人头脑清醒，也要听到外部的客观评价，正所谓"当局者不迷，旁观者更清"。任何一个人要想取得事业上的成功，必须将理想目标与个人实际情况相结合，职业生涯规划中的个人评估与诊断，就是要通过对个人综合素质与能力的评价，外部环境的分析，达到了解自己、认识自我的目的。这样，才能把自我高度融合在社会中，在职业发展中做到趋利避害，使自己的才能发挥得"淋漓尽致"。

4.2　职业目标选择与确定

在对个人情况进行分析与评估后，就需要进行职业目标的选择与确定。苏格拉底之所以说"一切未经审视的生活还不如没有的好"。其基本的思想是：人是区别于其他动物的理性存在物，人必须思考自身存在的目的性和所有人类行为的合理性。

以此为基点，任何一个人必须是一个有担当、有责任、有道德的主体。我们身处今天这个世界，固然要追求财富、地位、健康等体现体面生活的各种物质要素，但追求心灵的纯净、心理的平衡、对社会和人类自身的贡献同样也是非常重要的，否则和动物又有什么区别呢？因此，人活在这个世界上必须有清晰的目标。当然，有人会说，我只追求心灵的宁静，或者追求人生的淡然，但这何尝不也是一种目标呢？

4.2.1　确定目标的重要性

什么才是我们人生中最重要的东西呢？比利时一家杂志社曾对全国 60 岁以上的老人做了一次问卷调查，题目是：你最后悔的是什么？并列出十几项生活中容易后悔的事情，供被调查者选择。结果排序是：

第一位：75% 的人后悔——没有为自己活，总是把别人的问题成为自己的问题。

第二位：70% 的人后悔——年轻时没有跟从自己的爱好选择职业，错误不在选择了什么职业，而在于妥协自己不爱的工作。

第三位：62% 的人后悔——对子女教育方法不当。自私的父母，把孩子作为自己的财产，不允许他们有自己的生活；自私的父母，要孩子为自己生活，不允许他们有自己的生活；自私的父母，直到多年以后，发现按照自己的模式、经验和方法，并没有使子女成才和受益，他们还没有后悔"教育方法不当"。

第四位：57% 的人后悔——自私无知的人没有好好珍惜自己的伴侣。醉过方知酒浓，爱过方知情重。感情之事永远是失去才知珍惜。年少夫妻老来伴，年轻时不能忍，老了才后悔已来不及。

第五位：49% 的人后悔——锻炼身体不足。60 岁以前想用身体换一切，60 岁以后想用一切换身体，世界上还有什么比身体健康更宝贵的东西了。

只有 11% 的人后悔——没有赚到更多的钱，但是花太多钱。有钱虽然能够办很多事情，但赚钱并不是人生最重要的目的。

所以，我们应该根据自己的个人状况进行很好的人生与职业规划，让自己的人生少些后悔，让自己的事业少些波折。

为什么确立目标是如此的重要呢？

耶鲁大学在 1953 年对毕业生进行了一次有关人生目标的研究调查。开始的时候，研究人员向参与调查的学生问了这样一个问题："你有人生目标吗？"结果是

10% 同学回答有目标。

然后，研究人员问第二个问题："如果你有目标，那么，是否把自己的目标写下来呢？"结果只有 3% 的同学把目标写下来。

20 年后，耶鲁大学研究人员在世界各地追访当年参与调查的学生，结果显示当年写下目标的那 3% 的学生无论从事业发展还是生活水平，都远远超过没有这样做的同学。这 3% 的人所拥有的财富居然超过了余下的 97% 的人的总和。

哈佛大学在 1979 年至 1989 年也进行了类似的追踪研究。在 1979 年调研学生时，当时有：

3% 的人有清晰且长期的目标。

10% 的人有清晰但比较短期的目标。

60% 的人目标模糊。

27% 的人没有目标。

1989 年再做调查时，结果是：

3% 有明确目标者，10 年来不曾改变自己的目标，而且一直不懈地朝着同一个方向努力。10 年后，他们几乎都成为社会各界的顶尖成功人士。

那些占 10% 的有清晰短期目标者，大部分都生活在社会的中层，共同特点是：短期目标不断实现，生活状态稳步上升，成为各行各业不可或缺的专业人才，如医师、律师、工程师、高级主管等。

60% 目标模糊者，几乎都生活在社会的中下层，他们基本上都能安稳地生活与工作，但都没有什么特别的成绩。

27% 是那些 10 年来都没有目标的人群，他们几乎都生活在社会的底层，常常失业，靠社会救济，并且常常在抱怨他人，抱怨社会，抱怨世界。

这充分说明只有目标清晰且坚定地为自己设定的目标而不懈努力和奋斗的人才有可能会有圆满的事业和幸福的人生。

4.2.2　员工职业生涯分期

人的职业生涯发展伴随着人的生命历程，都要经历几个阶段，个人应该根据职业发展的不同阶段来调整自己的职业心态、知识结构和职业偏好。结合众多的职业生涯分段理论，一般来说，一个人的职业发展可以分为以下几个阶段。

1. 职业准备阶段（25岁前）

这一阶段，是一个人的成长阶段和职业探索阶段。成长阶段又可分为三个期，10岁以前为幻想期，儿童从外界获得各种关于职业的知识，在幻想中扮演自己喜爱的职业角色；11岁至12岁为兴趣期，对于自己所理解的职业进行选择与评价；13岁至14岁的孩子会更多地考虑自身的条件，并有意识地进行能力培养。职业探索阶段也分为三个时期：15岁至17岁人们对自身的兴趣、能力以及对职业的社会价值、就业机会等都有所考虑，开始进行择业尝试；18岁至21岁，有的青年已逐步进入劳动力市场，或开始专门的职业培训；22岁至24岁，大多数青年已选定了自己的工作领域，开始从事某种职业。

2. 职业积淀阶段（25岁至35岁）

在职业积淀阶段，一个人主要是对自己已经选择的职业进行全面适应，并对是否适合这种职业进行评估。在这一阶段，一个人必须树立坚定的职业目标，并朝着这一目标不懈地追求与奋斗。当然，为了找到更适合自己的职业，或者为了进行学习和培训，或者由于其他原因，进行职业变动还是可能的。但一个人要想在事业上真正有所建树，在35岁左右，一般应选定终身的职业方向，完成最后的学历教育和必要的培训，同时应具备本职业高级职称的任职资格。这样，在以后的职业发展中才能有雄厚的实力参与各种竞争。

3. 职业发展阶段（35岁至45岁）

在职业发展阶段，一个人应该成为本职业领域的专家，同时要发展自己特别的知识与技能，其工作能力和水平主要体现在创新能力方面，一般应在这一职业领域有较大的建树，并确立自己的社会地位。

4. 职业成就阶段（45岁至60岁）

经过职业积淀和职业发展，在这一阶段，一个人已经有了一定的社会地位和成就，他所需要做的工作就是最大限度地维持和巩固自己已有的地位，并尽最大努力做出突出业绩。对于大部分人而言，其一生的价值和职业成就都是在这一阶段显现出来的。

5．职业后期阶段（60 岁以后）

在职业后期阶段，人的健康和工作能力都在逐步衰退，职业生涯接近尾声。许多人不得不接受这样的现实：开始向年轻一代移交权力和责任，开始学习做年轻后辈的指导者和知心朋友角色，最后不可避免地退休。

4.2.3　确立职业生涯目标

职业简单地说就是能够维持我们生存和实现我们理想，可以终生以其为谋生和发展手段的一项专门的工作。如果我们给一个比较规范的定义，那就是：职业是指人们在社会生活中所从事的以获得物质报酬为自己主要生活来源并能满足自己精神需求的、在社会分工中具有专门技能的工作。职业是人类文明进步、经济发展以及社会劳动分工的结果。

职业是需要结合社会需求、个人特质以及价值观等主客观因素进行规划的。所谓的职业规划就是一个人对自己所要从事的职业、要去的组织、在职业发展上要达到的高度等做出规划和设计，并为实现自己的职业目标而积累知识、开发技能的过程，它一般通过选择职业、选择工作组织，选择工作岗位，在工作中技能得到提高、职位得到晋升，才干得到发挥等来实现。

当我们在选择职业时，可以追溯一下自己小时候的爱好，或者反复地想一下自己的特长，自己在做什么事情的时候是感到最快乐和最有成就感的。这样才有可能在自己真正选择一种职业后深深地喜爱上这个职业。当然，我们也可以学习一些职业生涯规划的专业知识，甚至是请专业的职业生涯规划指导师进行指导，或者请"过来人"讲讲经验。在职业生涯专业知识方面比如霍兰德的职业兴趣理论、施恩的职业锚理论都是比较经典的职业生涯规划指导理论。

美国著名职业指导专家约翰·霍普金斯大学心理学教授约翰·霍兰德提出具有广泛社会影响的职业性向理论。他认为决定个人选择什么样的职业有 6 种基本的"人格性向"，这种性向越相似，则一个人在选择职业时面临的内在冲突和犹豫就越少。

职业锚理论是由美国著名的职业指导专家、美国麻省理工学院斯隆管理学院施恩教授提出的。他认为，职业锚是指当一个人面临职业选择的时候，他无论如何都不会放弃的职业中至关重要的东西或价值观。研究表明职业锚是内心深处对自己的看法，它是自己的才干、价值观、动机经过自省后形成的，职业锚可以指导、约束或稳定个人的职业生涯。从职业锚可以判断个人达到职业成功的标准。职业锚实际上是内心中个人能力、动机、需要、价值观和态度等相互作用和逐步整合的结果。在实际工作中通过不断审视自我，逐步明确个人的需要与价值观，明确自己擅长所在及今后发展的重点，最终在潜意识里找到自己长期稳定的职业定位即职业锚。

尽管我们可以根据个人爱好和性格确定自己的职业类型，但在现实生活中很少有人在确定自己的职业或做出某项决策时进行认真细致的事实罗列和数据分析，更多的还是来自一种直觉或感性，也即潜意识的东西决定你最后的决策。正如弗洛伊德所言："当你做小的决定时，应当依靠你的大脑，把利弊罗列出来，分析并做出正确的决定；当你做重大的决定时，如寻找终身伴侣或寻找理想时，你应该依靠你的潜意识，因为这么重要的决定必须由你心灵深处的最大需要为依据。"所以，在选择职业时进行必要的理性分析是应该的，但也应遵从自己的内心感受，即要想一想我这一辈子到底想要什么？到底喜欢做什么？到底认为做什么是最有价值的。唯有如此，在漫长的人生道路上我们才能不迷茫、不彷徨。

4.2.4　制订职业生涯发展策略

职业发展策略是实现职业发展目标，促进职业发展的前提，没有一个好的策略，就会在职业发展上走弯路。

1. 职业生涯的发展途径

职业生涯的发展途径可以分为两个方面：医院内部发展和医院外部发展。

医院内部发展：内部发展有 3 个方向：一是纵向发展，即员工的职务等级由低级向高级的提升，比如主治医师晋升到副主任医师，人力资源部主管晋升到人力资源部主任；二是横向发展，指在同一层次不同职务之间的调动，如后勤部主任调动为办公室主任。横向发展可以发挥员工的最佳优势，同时又可使员工积累多方面的工作经验，为今后进一步的发展创造更加有利的条件。三是向核心方向发展，虽然职务没有晋升，但却担负了更多的责任，有了更多的机会参加医院的各种决策活动。

医院外部发展：医院外部发展就是当自己现今所在的医院不能发挥本人的特长，或者自己的目标受阻，或者由于自己取得了较大的成功，个人价值显著提升时经过权衡利弊得失可以选择离开现在的医院到别的医院发展，或者干脆离开医疗行业进入其他行业发展。

2.职业生涯发展过程中的关键要点

职业生涯规划首先是要对自我有一个清醒的认识，评估好自己的实力，但同时也要从社会发展的需要出发，正确认识自身的条件与相关环境，从专业、特长、兴趣、机遇等方面确立自己的职业发展方向。在制订职业生涯的发展策略时，要把握以下几点：

第一，所选定的职业发展方向要符合自己的兴趣、爱好。"爱好比什么都重要。"这句话在选择职业时同样适用。一个人选择了自己喜欢和爱好的职业，他就有了追求的原动力，就会让职业变得更有趣和更有意义，从而把工作当成生命的重要组成部分。

第二，要做到扬长避短，充分发挥自己的优势。由于一个人天生的性格特点、气质等有很大的不同，因此，会形成一种"天然"的优势和劣势，在进行职业生涯规划时，一定要避开自己的劣势，发挥自己的优势，这样才能发挥出自己最大的能力。

第三，要充分考虑社会所需和自己的切身利益。随着社会的发展，职业的内涵也在发生不断的变化，许多旧的职业在不断消失，许多新的职业也在不断地产生，在进行职业生涯规划时，仅仅考虑自身的特点和发挥自己的优势是远远不够的，还要考虑社会所需，只有选择了社会所需要的职业，个人才能有发展和进步的可能性。

第四，在工作的过程中要注重自身素质的提高。在职业生涯的发展过程中，每一次质的飞跃都是以学习新知识、建立新观念为前提条件的，因此，员工要注重自己在各方面素质的提高，这些素质包括职业道德素质、心理素质和社会适应能力、知识与技能等，特别是要构建合理的知识智能结构，将自己培养成为一名复合型的人才。比如，对医师来说，现在仅仅有医学方面的知识和技能已经远远不能适应患者的需求，同时还要具备心理学、社会学、法学、文艺学等多学科的知识以及沟通、表演等多方面的技能。现在对一名医师的要求已经从过去简单的会看病会手术提升到技术精湛、医德高尚和服务艺术的层次，一名医师应该让患者看病的经历成为一次很难忘的体验和回忆，这样才能称得上是良医，真正为自己树立形象为医院做出业绩。

4.3　职业发展评估和修正

职业生涯规划不能一劳永逸，要随时应对环境的变化。现代社会发展的一个显著特点是变化快，这种快表现在社会的运作机制在变，知识在不断地更新、技术在不断地发展、自己所在的组织也在不断进行变革，因此，作为医院的一名员工，要想实现自己的职业目标，就应该定期做好职业发展的阶段性评估，并根据评估结果、发现的问题，结合自己的成长、家庭状况及社会、行业、医院的改革与发展变化，修正职业生涯规划，调整自己的职业发展目标和策略，适应瞬息万变的形势。

4.3.1　职业发展评估

医院员工职业相对稳定，但职业发展也相对缓慢，专业技术人员一般情况下，每 5 年才有晋升上一级职称的机会，有了基本资格还要满足医院聘任的条件，才能聘任高一级专业技术职务。当然，也有破格晋升聘任的机会，需要的条件会更高。因此，做好准备、把握机会非常重要。要及时抓住机会，最有用的策略就是提前做好各项准备工作。进行阶段性职业发展评估，可以帮助我们进一步厘清职业发展方向是否偏离，实现职业目标下一步该做哪些准备，了解哪些信息，哪些方面还需要努力，哪些需要协调，如何寻求医院或其他组织的辅导帮助等。

1．阶段性职业发展评估的时机

对自己的职业发展评估可以定期进行，如每年一次或一个聘期一次。但在关键时间的职业发展评估更显重要，如社会发生重大变革，或医疗健康行业重大改革、重要政策变化，或医院改革与发展战略目标调整、人事关系重大调整时，要及时地对自己职业发展状况进行评估，看是否可以适应变革或改革、发展的需要，以便根据评估结果及时做出自己的职业发展调整，以满足自己的职业发展目标实现和人生价值需求。

2．评估的准备

做一个好的阶段性个人职业发展评估，评估前必须要做好充分的准备工作。一要了解医院、科室对自己的评价结果，是否是重点人才培养对象、后备干部培养对象、每年考核结果、聘期考核结果等。二是要主动和院领导、科主任、上级医师（护师）沟通了解领导、上级老师、同事对你的期望和看法。三是做好基本的调研，掌握环境信息。了解当前或今后一段时间内可能的社会变革、医疗健康行业的改革、有关政策的变化以及医院发展战略目标的调整等。四是学习评估评价方法和正确使用评价工具，使评估结果更加客观准确、符合实际，能够有效指导职业发展及调整。五是要正确评价自己。进一步明确自己的优势、劣势，特别是成长过程中变化了的东西和存在的问题。

3．评估内容

与择业前个人评价不同，职业发展过程中的阶段性评估是对自己职业发展状况的评估，目的是指导今后的职业发展，或指导职业发展目标调整，或指导重新选择职业。一是评估是否满足现职业发展需要。根据医院、科室对自己的考核评价情况、期望值及当前个人技能等，看自己知识储备情况是否满足职业发展需求，技能提高是否满足岗位需求，职业发展潜力如何。二是评估个人需求变化。对照新时代卫生健康行业职业精神，看自己人生观、价值观是否改变，自己的价值观是否符合医疗健康职业价值观，个人需求变化是否可以得到满足。三是评估职业发展目标是否适宜。职业发展目标是否与医院发展战略目标一致，根据自己的知识、能力是否可及。四是评估其他职业发展机会。根据自己的价值观、兴趣、技能，对照获得的职业环境信息，是否有其他职业发展机会，如医院内的岗位调整机会、行业内的职业调整机会、其他行业职业发展机会等。

4.3.2　职业发展修正

评估结果决定着职业发展的修正，有了评估结果，职业发展修正也就有了方向。不外乎几种职业发展修正。

1．职业发展顺利，不需要修正

评估结果目前职业发展顺利、职业发展目标可以实现，如果个人价值观、兴趣、个人及家庭需求没有变化，就应该努力沿着职业生涯规划道路走下去。但是医学发展日新月异，所以，要树立终身学习的观念，不断学习新知识，掌握新技术，适应岗位需求、满足实现目标的条件要求。使自己的前进步伐紧跟医学发展的时代步伐，否则就会掉队。

2. 职业发展受阻，职业发展修正

评估结果显示不适宜目前的职业发展，不修正难以实现职业发展目标，就要对职业发展做出适宜的修正。可以分如下几种情况。

一是职业选择正确，当前职业发展目标受挫折。是修正中最常见结果，因为，选择了医疗健康职业，较少改变行业的，但医疗健康行业竞争激烈，岗位要求及职称晋升、聘任条件要求越来越高。主要修正的是补短板，强弱项，抓培训。满足实现职业发展目标需求。

二是职业选择正确，远期职业发展目标实现困难。主要是环境条件不能满足自己职业发展需求或现有平台使自己职业发展受限。修正措施主要是寻求更高职业发展平台，但需要注意的是，要对自己有一个正确的评价，特别是能力的评价。否则，可能会造成遗憾。因为，职业发展平台越高，竞争会越激烈，实现职业发展目标的要求条件也会越高。

三是职业不适宜，但职业发展尚顺利。慎重重新选择职业，可以尝试改变自己，培养自己的职业素质、兴趣、价值观和能力，以适应职业发展要求。

四是职业不适宜，职业发展也艰难。这可能要选择新的职业，才能实现自己的职业发展，以满足实现自己价值的需要。但实际上当你选择学医学时，将来的职业就明了啦，选择新的职业发展道路，要有充分思想准备，要有比别人付出更多的努力和代价的决心和毅力。

（张　英）

第 5 章　医院员工职业生涯规划管理的培训和辅导

医院员工职业生涯规划管理培训和辅导是医院管理者为确保职业发展管理有效，帮助员工保持正确的职业生涯发展方向，促进员工职业发展而进行的，由相应职能部门主导，对员工做出的一系列培训和辅导工作。对员工的职业生涯规划管理培训和辅导是组织人力资源管理的重要职责，是组织为了确保员工实现职业发展目标和职业生涯发展的重要措施之一，是对员工的职业发展不可或缺的重要环节。主要目的有两个：一是通过培训和辅导，使员工了解职业生涯规划的知识，自我评价的方法，了解医院的发展战略、职业信息、岗位职责、岗位条件及职业发展相关流程，帮助指导员工做好个人的职业生涯规划；二是通过培训和辅导，提高员工实现职业生涯规划所需要的相关知识水平、所需要的职业技能和职业素质，以保证员工职业发展的顺利进行。因此，培训和辅导也主要由两部分组成：一部分是职业发展管理及职业生涯规划设计相关知识培训和辅导，可以叫作员工职业生涯规划设计辅导；另一部分是提高员工职业能力、职业素质，如何实施职业生涯规划，促进职业发展相关知识培训和辅导，可以叫作员工职业生涯规划实施辅导。

进行员工职业生涯规划的主体是员工、上级及人力资源部门，三者承担责任有轻重区别，员工是个人职业生涯规划设计的主体、上级是辅导自己员工的主体、人力资源部门是管理的主体。三方目标一致、相互协作、共同努力才能圆满完成员工职业生涯规划。

5.1　医院员工职业生涯规划设计辅导

员工职业生涯规划设计辅导，主要帮助指导员工如何规划设计自己的职业生涯。

5.1.1　员工职业生涯规划设计辅导必要性

知识经济时代人们不仅强烈地认识到人是组织中最重要的资源，还认识到人还是组织中最昂贵的资源，既难以获取，又难以维持。在此背景下，员工对组织在认识，积极反思，结果是员工减少了对组织的承诺和忠诚，不再对组织抱有过多幻想和完全依赖。医院作为组织更加感同身切，医院人才竞争可以说到了白热化的程度，所以，一旦员工职业发展不如意，就可能流失，员工职业发展离不开医院职业发展管理，离不开员工职业生涯规划辅导。另外，医院员工对职业生涯规划的认识、重视、实施程度都不到位，用一组调查数据可以说明医院进行员工职业生涯规划管理辅导的必要性。据调查从医学生到医院各序列人员，相当多的医学生和医院员工尚未认识到职业生涯规划的重要性，没有真正认识什么是职业生涯规划，对职业生涯规划的意识淡漠，相关知识缺乏，真正进行职业生涯规划并落地实施的就更少了。司丽静、杜凤鸣对一所医学院在校的 300 名医学生调查问卷，结果显示 40.5% 不了解自己的兴趣与能力；65.8% 不清楚医学发展面临的优势和劣势；对自己将来有明确设计的只有 15%。杨鹏高等对一组 35 岁以下青年医师调查问卷，24.1% 有明确个人发展目标并为之努力，35.3% 有发展目标但受限制，21.4% 没有职业发展目标。朱长格、刘敬对三级公立医院行政管理人员的调查，发现 97.7% 的人对医院是否建立职业生涯规划指导制度不清楚或没有，67.82% 的人对医院是否进行职业生涯规划管理的培训表示没有；对自己未来的发展方向 37.9% 的人表示不很了解，4.6% 的人表示一点也不了解，17.2% 的人表示从来没考虑过；对未来 3 年到 5 年的发展计划 54.6% 的人选择不很清楚；仅有 17.8% 的人认真考虑未来发展方向并努力实施。2017 年，梁增慧对一中医院调查，68% 员工考虑过职业生涯规划，但大多停留在构思层面，64% 的人迫切希望医院开办职业生涯规划培训课。朱宏伟等综述某市区医院护士离职率持续较高在 5%～10%，其中影响因素之一是护士职业生涯规划问题。2019 年，蔡晗等对某三甲医院 96 名新入职员工问卷调查显示：清楚自己的能力和专长的占 34%；大致了解占 55.3%；不了解或没考虑过占 4.3%；十分明确自己职业兴趣的占 23.4%；大致想过占 72.3%，1 人没考虑过。这组数据可以说明医院职业生涯规划管理辅导的重要性、迫切性和必要性。

5.1.2　员工职业生涯规划设计辅导问题与对策

要做好员工职业生涯规划设计辅导，首先要找出目前普遍存在的问题，并采取相应对策加以解决。

1．存在问题

医院高层、职能科室及业务科室主任普遍对员工职业生涯规划设计培训和辅导的认识不到位，重视程度不够，想法多、说得多，制订具体计划并认真实施落地的少。相关员工职业生涯规划管理组织机构不完善。医院员工缺乏职业生涯规划的意识和相关知识。

人力资源部作为主要负责的职能部门工作层面不够深入。大部分工作停留在提供职业信息、政策、招聘、办理入职手续、职称晋升等工作上，高层次、个性化、专业化的职业生涯规划服务意识不强甚至匮乏，职业生涯规划相关知识缺乏，辅导能力不足。

缺乏对员工个人职业生涯规划设计的监督，及对各级负责人负责员工职业生涯规划设计管理辅导的监督检查。使得员工职业生涯规划设计辅导形式单一，集体培训辅导多，一对一、个性化辅导少；重点不在职业上、不在职业发展规划上，强调实现个人整合和符合现实的自我形象与角色上；辅导不具全局性、全程性和整体性，多停留在岗前培训辅导上。

2．相关对策

加强宣传教育，认清当前医疗健康职业形势，提高医院全员对职业生涯规划重要性的认识，增强员工主动进行职业生涯规划设计的意识。形成医院高层管理者重视医院员工职业发展管理，中层管理者担起并执行好员工职业发展管理，员工个人做好职业发展规划，共同努力实现员工职业发展，展现个人价值。

可以组建职业生涯规划设计辅导队伍，专兼职并用，实现辅导专业化、能辅导、会辅导。理论基础、设计方法、自我评价方法等请人力资源管理专家辅导，职业生涯规划实操由医院职业成功员工、人力资源管理者等辅导，职业生涯规划设计过程中实际问题由科主任、护士长等为主帮助员工辅导解决。

健全职业生涯规划管理的组织机构。明确职业发展管理各方职责，明确监督责任，加强对员工个人职业生涯规划设计的监督，同时加强对各级组织、责任人在职业生涯规划设计培训、辅导工作完成情况的监督。

5.1.3　员工职业生涯规划设计培训与辅导

员工职业生涯规划设计的培训辅导，要集体辅导和个别辅导相结合，主动参与和制度要求相统一。辅导对象：一是新入职和没有进行职业生涯规划的员工。特别是新入职员工其职业生涯规划是不确定的、模糊的，有的是非理性的，主要加强职业生涯规划设计培训、辅导、指导和监督；二是已进行职业生涯规划设计的员工。主要是主动跟踪辅导，解决问题，调整不适宜。

1．制订辅导方案

辅导方案主要框架：一是运用 SWOT 分析法（即态势分析：对内部优势因素、劣势因素、外部机会因素、威胁因素）或其他分析评价方法进行个人特征分析和评价。二是进行培训和专题讲解。主要内容如相关职业生涯规划设计知识、方法、步骤等；医院发展战略及战略目标；员工职业发展相关政策、制度、信息；职业发展通道建设及相关要求；人力资源管理相关政策要求、人才培养规划及支持政策等；根据培训对象的职业不同，培训各职业相关专业国内、外发展状况等；三是个人依据职业生涯规划的方法步骤，设计制订个人职业生涯规划及发展计划。四是医院职业生涯规划设计辅导相关人员进行个性化持续跟踪辅导。如院长跟踪辅导高素质管理人才，科主任、护士长跟踪辅导科室员工，学科带头人跟踪辅导高素质专业人才。五是人力资源部等职能部门访谈、督导及评价辅导效果。

2．培训与辅导

根据培训辅导的内容不同、方式方法不同、工作先后顺序不同等因素，可以人为将辅导分为多个阶段，实际实施培训、辅导时可以交叉进行。

集体培训辅导：医院员工集体培训辅导，一般由人力资源部主导，主要是培训大家进行职业生涯规划时都必须运用到的知识、方法、步骤，以及医院内、外相关职业发展信息如内部医院、科室可提供的职业发展空间、条件，外部相关职业的职业发展相关政策解读等。也就是说集体培训辅导可分为四部分：第一部分是职业生涯规划相关知识培训辅导。由人力资源管理专家为主讲解，主要内容有职业生涯规划经典理论、职业生涯规划设计的方法、步骤及个人特征评价分析工具使用如

SWOT 分析法、个人评价表等。第二部分医院内部相关信息辅导。医院相关院领导或职能部门分别讲解。主要内容有医院发展战略及目标、医院文化及价值观、医院学科建设及专业发展方向、医院及科室提供的职业发展空间条件、医院可提供的职业发展通道、医院人才政策、职称评审及聘用政策、干部培养选拔考核评价政策、绩效考核及薪酬制度等。第三部分医院外部信息辅导。可请相关政府部门人员讲解。主要内容有政府相关人才培养政策、出国培训政策、职称评审政策及医院绩效评价、重点学科评审、重点专业发展扶持政策等。第四部分个人职业生涯规划及职业生涯发展计划实操辅导。由人力资源管理专家辅导。根据以上学习掌握的职业生涯规划知识、结合院内外信息，制订个人职业生涯规划及职业生涯发展计划，老师辅导点评。要求人人至少参与一次全课程的学习。

个人自我分析及与他人互相评价：集中授课培训后，每人发放一张个人特征分析评价表，填写自己的优势、劣势、期望、兴趣、性格特征等，同时对其他你了解的人员也进行无记名评价。收回、汇总，反馈给个人所在科室主任或护士长等个人的直接领导人。

科主任、护士长或直接领导一对一讨论辅导可以分两步：第一步科主任、护士长等直接上级领导人与他的每名员工进行一对一讨论、分析其优势、劣势，并一起进行内外部职业环境分析讨论，通过领导与员工单独的讨论分析，达到如下目的：使员工充分认识到自己的优势、劣势，对医院内外部、个人内外部职业发展环境进一步认识和了解，掌握有关自己职业发展的相关信息、机会。第二步直接领导人结合他人对员工的评价一对一帮助分析其职业发展期望、兴趣及性格特征，结合医院、科室或部门可提供的职业发展空间，协助员工选择适合自己职业生涯的职业发展目标和路径。这个辅导过程不是一蹴而就的，可穿插在日常工作中结合实际工作多次讨论分析。

制订个人职业生涯规划：员工经过与直接领导人讨论后，制订个人职业生涯规划。可以分两步走。第一步员工按照职业生涯规划的具体步骤制订自己的职业生涯规划。要求个人职业发展长期目标要与医院发展战略目标一致，短期目标要与日常工作结合，短期目标的实现能够促进长期目标的完成。第二步制订评价标准评估员工制订的职业发展规划并帮助修正。一般可以从如下几个方面评估，是否运用了SWOT 分析法或其他科学分析法，是否清楚自己的优势、劣势，是否清楚自己职业发展的机会、威胁，是否有明确的职业发展目标且要切合实际，是否职业发展长期目标与医院发展战略目标一致，职业目标是否可行且具有激励性，职业目标实现的路径、策略是否实际可行。如果有不符合者，要不断修正直至满意。

持续职业生涯规划辅导。主管业务职能部门主导，直接领导人辅助完成持续跟踪辅导。一是根据每个人的职业生涯规划，建立职业生涯档案。二是根据员工制订的职业发展目标，为实现近期职业发展目标需要做哪些工作，需要参加哪些培训，如何获得帮助和培训。要实现远期目标应做好哪些准备，需要哪些资源，如何获得。三是帮助制订、选择并实施提高相关职业素质、提升职业能力的培训途径，主动参加考核评价，更好地了解自己评价自己。

人力资源部主导访谈、评价效果：人力资源部根据职业生涯规划辅导、实施进展情况，安排相关人员或人力资源部自己人员对员工进行访谈。主要访谈如下内容：通过辅导，在工作中自己有何变化；对辅导内容和形式有何评价；你认为最有效的辅导内容有哪些；最有效的方式有哪种；还有哪方面的辅导等。通过访谈了解辅导的效果，员工还需要哪方面辅导，为进一步辅导提供帮助。

3．职业生涯规划设计辅导注意事项

新入职员工是职业生涯规划设计辅导的重点人群，要努力做到：一是要调动新入职员工主动参与培训辅导的主动性，积极参与和被动参加是有较大差别的。二要辅导的内容要全面实用。涵盖职业生涯规划所需的方方面面知识、信息、策略、条件等，有指导性、可操作性。三要保证培训辅导效果。达到：员工对自己了解更加全面，对自己形成客观全面的认识和准确定位；对自己职业和岗位认同感明显增强；重视自我价值，对未来发展充满信心，又明确当前困难及解决办法，清晰了职业发展策略；选择的职业发展道路自己需要，职业目标努力可及；能够及时发现自己职业生涯规划设计问题并能及时调整。

对职业生涯规划初期设计的辅导过程达到半年以上，集体辅导结束，针对每位员工个性问题进行辅导更要重视。

持续跟踪辅导的主要对象是制订职业生涯规划并实施半年以上的员工。辅导的主要内容是帮助发现职业生涯规划实施过程中，规划与医院目标、科室发展、个人特征等不适宜的地方，并指导员工及时调整；保持规划随时代发展、个人需求、自身价值观变化及客观条件变化而动态调整；辅导员工始终保持正确的职业发展方向、适宜的职业发展目标和有效的职业发展策略。

5.2　医院员工职业生涯规划实施辅导

国家现行法定退休年龄是男性 60 周岁，女性干部 55 周岁（女性工人 50 周岁），高级职称女性可延长至 60 周岁。一般医院员工的职业生涯可以有 35～40 年的时间，以 10～15 年为一阶段，职业生涯大致可以分为早期、中期、后期三个阶段。在不同阶段，医院都需要提供的必要的职业生涯辅导，各个阶段的侧重点有所不同，采取培训辅导措施有所不同。但职业生涯规划实施的辅导主要是培训辅导员工，提高发现和解决的能力，帮助完成员工职业发展的近期目标，促进远期目标的实现，最终实现员工职业发展。员工职业生涯规划实施目标、策略、进度等随员工特征而不同，遇到问题不同，难以形成统一的辅导计划，主要采取以直接领导点对点辅导为主、职能部门组织和配合辅导为辅的辅导方式。

5.2.1　员工制订近期职业发展目标及实施计划辅导

员工职业生涯规划的实施要一步一步进行，根据职业生涯规划，把长期目标分解成一个接一个的阶段目标，并针对各阶段目标制订出具体实施计划，落实计划实现各阶段目标，直到实现最终职业目标。

辅导责任人是人力资源部协同员工直接领导人。辅导内容：一是根据员工个人职业生涯规划中职业发展路径，与员工一对一讨论分析，确定员工的各阶段职业目标。二是帮助分析实现目标的策略。实现目标职位应具备的条件要求、能力，分析员工的优势劣势，差距在哪儿，如何补短板，形成明确的实现职业生涯目标策略。辅导确定各阶段目标并明确实施策略示例见表 5-1。

表 5-1　骨外科医师阶段目标及实施策略

	职业发展目标	
时间	目标	达成目标所需知识、能力及经验
2021.7—2022.7	住院医师	熟悉法律、制度，病历书写能力、独立系统查体、抢救知识、技能如心肺复苏术、气管插管术等，外科基本知识及技能，如补液知识、无菌术、缝合术、换药术等

续表

职业发展目标		
时间	目标	达成目标所需知识、能力及经验
2022.7—2027.7	主治医师	主治医师考试相关知识和操作，独立值班，处理骨科常见病多发病，一般创伤的处理，独立完成一、二级手术。指导实习学生。撰写论文。基层医院锻炼1年
2027.7—2032.7	副主任医师	骨科前沿知识，带教科研知识、能力，独立完成骨科三、四级手术
2032.7—2037.7	主任医师	有自己的骨科亚专业研究方向，至少具备带医疗组能力，帮助指导下级医师诊疗，解决骨科疑难危重患者的诊疗和手术。科研教学能力强

发展行动计划			
目标	学习内容	学习提高目标	学习提高方式
住院医师	执业医师法、病历书写规范、医院感染知识等，心肺复苏术、清创、换药、缝合术等	通过试用期考核；通过见习医师到住院医师转正	参加院内培训；向上级医师学习；继续医学教育；学历教育等
主治医师	主治医师考试相关知识和操作，学习完成一、二级手术	通过主治医师考试；具备医院聘任主治医师的条件；至少发表1篇学术论文	院内培训；自学；上级医师带教；病例讨论；参加专项技能培训；学术交流
副主任医师	掌握三、四级手术；学习提高科研教学能力；学习质量管理及科室管理知识，提升管理能力等	参加评审并通过副高级职称；具备副高级医师聘任条件；省级及以上骨科专业委员会委员；至少完成省级及以上科研课题；发表论文3篇以上；争取成为硕士生导师；担任医疗组长	国内、外上级医院或学校培训、进修；参加国内、外学术交流；继续医学教育；参加管理培训；参加基层锻炼1年等
主任医师	学习掌握骨科先进技术；学习解决疑难危重患者的救治相关知识和技能；学习骨科亚专业相关知识和技术	通过主任医师评审；具备主任医师聘任条件；有自己的亚专业方向并成为亚专业带头人；争取成为博士生导师；争取省级及以上专业委员会副主任及以上；争取国家级课题；发表论文3篇以上	参加国内、外学术交流；骨科亚专业学习培训；阅览国内、外骨科书籍及论文；参加管理知识培训学习及参加医院质量管理等管理工作；进行科研教学实践；总结经验撰写论文及著作等

5.2.2   员工职业生涯规划实施不同阶段的辅导

员工职业生涯规划的实施是分段进行的，各阶段需求不同，需要解决的问题不同，因此，需要不同的培训辅导办法和不同的辅导重点。

1．职业生涯早期阶段辅导

员工职业生涯早期阶段一般是从 20 岁到 30 岁，是医院提供职业生涯辅导的最重要阶段。该阶段的医务人员一般是刚毕业或工龄较低，处于职业生涯规划的重点时期。他们普遍体力精力充沛，可塑性较强。他们面临新的工作环境，需要一定时间去转变工作角色，确定个人工作定位，该阶段医院重点提供职业生涯辅导应包括以下几点。

提供完善的入职培训。入职培训内容应包括：医院概况、医院文化、医德医风建设、医疗质量安全、医院感染与控制（简称：院感）等各类基础培训，让员工尽快熟悉医院整体情况，了解规章制度和工作要求。该阶段重要的是帮助员工熟悉和认同医院文化，树立正确的工作价值观。另一个重点是专门的职业生涯规划设计培训，表 5-1 做了详细介绍。

提供必要的能力提升培训。能力是职业发展必备条件，能力不足就谈不上职业发展。该阶段的员工工作处于能力提高和技术进步的上升期，特别是工作的基本技术、基本技能掌握尚不熟练，需要医院加强规范化的专业能力提升培训，促进技术能力提升。医院要提供给员工充分的临床实践机会，合理安排员工进修学习。科室负责人要了解其真正的兴趣、特长、优点和不足，因材施教，明确专业发展方向，有的放矢地进行重点培养。

多给予正向激励辅导。医院应对该阶段的员工给予正向激励，通过物质与精神两个方面的正向激励，引导员工保持自信，积极向上，努力工作，快速进步。特别是对于年轻的员工，医院及科室要注意给予充分的尊重和适当的放权，让员工有自由发展的空间，充分激发员工的自身潜能。

提供必要的生活帮助和关怀。医院工会和各科室，要关心该阶段员工的生活，帮助他们解决实际困难，让他们真切感受到科室的关怀，使他们获得更好的组织归属感。可以通过发放生日礼物、组织集体出行、进行节日慰问等活动，丰富员工的课余生活，让员工感受到组织关怀，尽快融入团队。

2．职业生涯中期阶段辅导

医院员工职业生涯的中期阶段是职业生涯发展中最长的阶段，一般年龄区间为 30～50 岁。职业生涯中期阶段的员工，是医院的中坚力量。该阶段的员工，既面临工作的压力，也面临家庭负担。该阶段对于个人是极为重要的职业生涯分水岭，有的员工事业蒸蒸日上，职业生涯规划实施顺利，发展目标清晰并稳步前进；有的员工发展遇到瓶颈，出现职业倦怠，进入舒适期，甚至不求进步。该阶段医院提供的职业生涯辅导应包括以下几个重点。

引导员工认同医院文化。医院文化是长期发展中形成的共同价值观和行为准则。良好的医院文化，可以增强单位员工的凝聚力，提高员工的工作认同感和忠诚度。该阶段员工需要在医院文化的强烈感召下，克服工作倦怠，缓解工作压力，提高凝聚力，向着医院共同目标而努力。

创造良好发展环境。该阶段的员工，业务发展趋于成熟，有的甚至小有成就，社交尊重的需要和自我实现的需要比较强烈。良好的工作发展环境，可以提升他们自身的工作舒适感，提高忠诚度。畅通的职业生涯发展通道，可以为员工提供良好的晋升机会，激发员工工作积极性。

建立员工沟通机制。管理者对员工的辅导毕竟是有限的，难以面面俱到，畅通沟通渠道更重要，员工在职业发展上遇到问题可以随时主动沟通、寻求帮助。医院要经常开展员工沟通工作，征求员工意见建议，让员工表达真实想法和利益诉求。对于利于员工职业生涯管理的意见建议，要及时采纳，为员工发展提供便利。更要当好娘家人，安排"院长"接待日、"主任"接待日，员工职业生涯规划实施过程遇到困难有人帮助，对于面临个人焦虑和生涯彷徨的员工，及时进行心理疏导和工作辅导，帮助其缓解压力，纠正职业生涯的问题。

3. 职业生涯后期阶段辅导

医院员工的职业生涯后期一般在 50 岁之后。该阶段的员工一般技术比较成熟，工作经验丰富。大多数对工作的开展没有了较强的进取心，更多考虑的是稳定过渡到退休。该阶段医院做的主要工作应该是引导这部分员工充分利用自己的工作经验，持续发挥作用，带动科室和年轻人进一步提高发展。医院可以采取"专家治院"的形式，让该阶段员工参与到医院管理中来。对担任临床科主任或其他科室负责人的员工，加强管理理论的培训，促进该阶段员工带动科室学科和人才梯队建设。对从管理岗位上退出，技术出色，业务水平高的员工，可设立"首席专家"，保证有关待遇。对临近退休的员工，要加强关心，及时进行退休前的谈话和沟通，稳定心态，平稳过渡。

该阶段的员工大部分职业生涯规划的最目标已经实现，可能进入职业生涯高原。要特别加强职业自豪感的辅导，医务人员每抢救成功一个患者、成功完成一台手术，那种职业成就感、自豪感油然而生，这种职业的原动力可以保持进入职业生涯成功阶段员工的工作激情，医院要很好地加以肯定、鼓励和引导。

5.3　医院员工职业生涯规划的组织支持

医院作为员工职业生涯管理的主体，也是员工职业生涯发展的载体，要为员工提供一系列的支持措施，促进员工不断成长、职业不断发展。

5.3.1　建立员工职业生涯发展档案

医院要掌握员工职业生涯发展的基本情况，建立职业生涯发展档案。档案除了个人基本信息外，还应包括员工的个人性格、兴趣、特长、技术水平、价值观、心理特征等。档案不仅可以为员工职业发展提供准确参考和遵循，也可以为医院干部培养、选拔和人才发展提供信息参考。档案的建立要注意保持信息的动态调整，不断进行更新和维护，确保信息的准确性、有效性。员工职业发展档案表见表 5-2。

表 5-2　员工职业生涯发展档案（样表）

姓名		性别		出生年月		
婚姻状况		民族		籍贯		
政治面貌		参加党派 时间		联系方式		
参加工作时间		入职时间		身份证号		
执业资格取得时间				执业证号码		
目前取得职称		取得职称 时间		已聘任职称		
	阶段	毕业院校	起止时间	学历	学位	专业	取得方式 全日制 / 在职
学习 经历	博士						
	硕士						
	本科						
	大专						
	高中 （中专）						

续表

工作履历	
自我评价（性格、特长、兴趣、价值观等）	
培训经历	
进修学习经历	
科研项目及论文发表情况	
获得奖励情况	
个人技术特点和擅长领域	
个人发展期望	
其他情况说明	
填表日期：	填表人：
审核（备案）：	

5.3.2　畅通院内信息公开机制

医院的各种信息要及时公开，特别是与员工职业发展密切相关的信息，如医院的发展战略、业务发展和科研方向、职称评定与聘任、干部培养选拔、人才培养计划，再如岗位说明、岗位职责、岗位聘任条件、聘任计划、岗位竞聘办法、绩效考核办法及薪酬制度等，确保医院职工职业生涯发展相关的信息能及时传递到员工本人，让员工个人有合理的判断、提早的安排和规划，避免因信息不对称导致员工错过职业生涯发展机遇或阻碍员工职业发展。

5.3.3　加强对职业生涯规划的指导、督导

职业生涯规划定期指导、督导是落实职业生涯管理工作的重要措施和重要环节。

通过定期检查和指导，可以发现员工职业生涯规划不适宜问题及职业发展的偏差，及时进行纠正和干预；更重要的是可以发现医院员工职业发展管理工作本身的不足及存在的问题，以便及时解决问题，做到持续改进。特别注意的是，要加强对年轻医务工作者持续关注，加强培训辅导和指导，切实关心年轻人的成长和发展，为医院的发展储备优秀人才和后备力量。

（刘　义　王炳臣）

组织职业通道管理是根据组织业务、人员的实际情况，建立若干员工职业发展通道（即岗位系列），如医院员工职业发展通道可以设立四大主系列卫生专业技术类（医疗、护理、药师、技师），还设有医院管理类、辅助系列专业技术类、后勤服务类等。这些通道的建立使具有不同能力素质、不同职业兴趣的员工都可以找到适合自己的上升路径，同时组织明确不同职系的晋升要求、任职条件、评估措施、管理办法及岗位系列中不同级别与绩效工资的对应关系。

建立组织的职位体系，需要在职位族上做科学的划分，既要与组织结构一致，也要与职位要求一致，还需要对职位做合理的分层：高、中、初职位的名称、数量都要清晰。这样可以为后续的组织职业生涯规划提供全面的职位信息基础。一旦职位空缺，需要什么样的人，可以从什么职位晋升上来；有人升职了，相应岗位的空缺如何填补等。对于员工来说，就是职业发展的机会。

医院的职业发展通道特别是卫生专业技术类通道相比其他行业要清晰，本身医院的专业性很强，内部的岗位分工很明确、医疗岗位、护理岗位、药师岗位、技师岗位、管理岗位、辅助系列专业技术岗、后勤服务岗等，也就是医院内部的职位族很明确，按照传统的员工成长模式，只需要按照职称晋升的要求，一级一级去考、去评，如助理医师、医师、主治医师、副主任医师、主任医师等。而现在的医院内部管理日趋规范，更加关注员工的内部发展，医院希望不同岗位的职工都可以沿着医院内部的发展通道变换工作岗位或从事多个工作岗位进行锻炼。而职业发展通道设计可以让医院更加了解员工的潜能，为员工的成长和晋升指明方向并进行开发；让员工更加关注个人未来的发展，早日成才，实现自身价值。

6.1 医院员工职业通道设计

做好医院职业发展通道设计，要了解职业发展通道的主要模式、设计原则、实施特点和具体设计步骤，还要很好地结合医院发展战略目标。

6.1.1　员工职业发展通道主要模式

职业发展通道主要模式有纵向职业发展通道、横向职业发展通道、双重职业发展通道和网状职业发展通道。医院结合自身实际发展需要，这些模式可以单独使用，也可以一起使用。

1．纵向职业发展通道

纵向职业发展通道，也称为单通道模式，是一种传统的单一纵向通道。纵向职业发展通道假定每一项当前的工作是下一项较高层次工作的必要准备，员工必须一级一级地从低一级别的工作岗位向高级别的岗位变动。如医师、护士、药师、技师的职称晋升通道，见表 6-1。目前，仍然是医院医疗卫生专业技术绝大多数人员职业发展上升的最主要通道。

表 6-1　医院职称晋升通道

主任医师	主任护师	主任药师	主任技师	正高级会计师
副主任医师	副主任护师	副主任药师	副主任技师	高级会计师
主治医师	主管护师	主治药师	主治技师	会计师
医师	护师	药师	技师	助理会计师
医士	护士	药士	技士	

这种职业发展通道是员工在医院的传统晋升路线图，员工最终的职业发展方向只有通过职称的晋升向专业技术的最高级岗位发展。

2．横向职业发展通道

横向职业发展通道是医院中部门岗位之间的横向调动。如行政科室中的办公室、人力资源部、科教科，业务管理部门中的医务科、质量管理办公室、院感科之间的岗位的轮岗或调动。

横向调动可以给员工提供更广泛的工作经历，通过工作内容的丰富性和新鲜感激发员工的工作热情，并使其具有更加广泛的职业发展选择。

3．双重职业发展通道

双重职业发展通道是指医院内部同时建立包括行政管理系列和医疗专业系列双

重路径的职业发展通道。

医院内部建立双重发展通道有以下几方面的原因：一是基于员工能力和个性的客观差异，不同员工有不同的职业定位和取向，如有的医师只想当一名好医师，而有的医师希望当一名优秀的医院管理者；二是基于管理类和医疗专业类岗位工作特性的根本差异，医院的持续发展不仅需要一批出色的医疗健康专业技术人员，而且需要一批优秀的管理人员；三是基于医院的长期可持续发展，需要激励并储备一大批优秀的员工作为后备人才长期使用；见表 6-2。

表 6-2   双重职业发展通道

行政管理系列	医疗专业系列
院领导	学科带头人
大科主任	主任医师
科主任	副主任医师
副主任	主治医师
	医师
	新员工

4．网状职业发展通道

网状职业发展通道是前几种职业发展通道的有机结合。在员工晋升到较高层次之前需要拓宽员工在本层次的经历。这种职业发展通道对医院培养复合型人才和继任者具有重要的作用；见图 6-1。

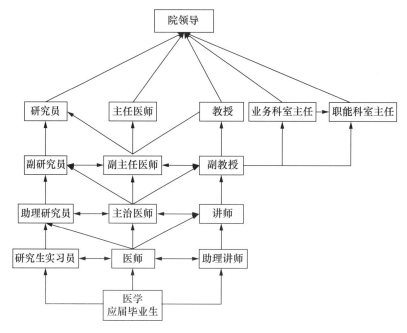

图 6-1   网状职业发展通道

6.1.2　员工职业发展通道设计原则

医院各个岗位的职业发展通道相对于同其他行业，有着比较明显不同之处：一是专业性强，不能相互替代。二是传统晋升的职业发展时间跨度大，除特别优秀的可以破格晋升外，一般 5 年及以上为一个跨度。为了符合医疗健康职业的特点要求，医院职业发展通道的设计要坚持如下原则。

1. 通道层次原则

职业发展通道的层次原则是指在设计员工职业发展通道时，既要考虑设计足够的层次，为员工提供较多的职业发展机会和空间，缩短传统晋升通道的跨度，又要避免因层次过多导致职业发展晋升的激励力度不足，从而无法达到员工职业发展通道设计的目的。

2. 通道宽度原则

通道宽度是指设计的职业发展通道的总数，一般以职业发展序列的数量来衡量。除常规医疗健康职业发展通道外，根据医院承担的责任可以设公共卫生医师系列。作为大学的附属医院还可以设教学的教师序列、科研的研究员序列等。以拓宽职业发展通道的宽度。但要注意不同序列同级别职称评定条件要求的难易程度，要尽量接近。

3. 通道匹配原则

职业发展通道的匹配包括两方面，一是匹配医院的战略发展目标或短期的人才成长目标；二是要匹配员工的个人发展意愿或需求。

6.1.3　员工职业发展通道设计实施的特点

医院职业发展通道设计的实施过程具有其自身特点，体现在三个方面。

1. 医院和个人各负其责，互相配合

医院和员工个人在职业发展通道设计实施过程中，都必须承担一定的责任，双

方各负其责、互相配合，共同完成对职业发展通道的设计实施。首先，医院根据发展阶段的不同制订出各个岗位职业发展的通道，并明确通道晋升的要求和条件；其次，员工个人要根据自己的能力特点，结合自己的性格兴趣、价值取向、特长进行自我评价和设计，找到符合医院发展战略目标要求又适合自身职业发展的通道。其次，员工和医院双方都必须按照职业发展管理的具体要求做好各项工作，以保证员工职业发展沿着正确的通道顺利进行。

2．职业发展通道的设计具有系统性

医院职业发展管理是一个系统工程，它不是孤立的，它是医院整个人力资源系统的一部分，是医院"选人""用人""育才"的重要方式。医院考虑的是医院的战略目标和各个系列各个岗位的整体职业发展，是通过对所有员工的职业发展管理，充分发挥员工的集体潜力和效能，在实现员工职业发展的同时，最终实现医院发展的战略目标。医院发展通道设计要具有系统性，重点满足有潜力人才职业发展需求外，还要考虑到满足所有员工职业发展普遍需求。

3．职业发展通道的动态调整性

医院职业发展管理是一个动态的、持续的管理过程。职业发展通道会随着医院的发展而产生相应的变化，医院发展的不同阶段会有不同的战略目标，也会建立重点激励的职业发展通道，引导重点工作目标的完成。员工在职业发展的不同通道或阶段上，也会有各自的需求特点、各自的重点目标和各自的发展重点。医院和员工双方都要保持动态的调整，以相互适应，共同发展。

6.1.4　员工职业发展通道设计要点

医院员工职业发展通道设计要把握要点，形成框架，再进一步扩展丰富。

1．合理设计职类、职等和职级

职类也叫职业发展序列，其他企业的职类大致可划分为生产类、销售类、技术类、管理类、行政辅助类等，而医院的职类可分为医疗类、护理类、药师类、医技类、管理类、辅助系列类、后勤服务类等。

在合理划分职类的基础上，根据医院的实际情况，设计、划分职业发展等级。专业技术岗位的等级一般为初级、中级、高级，每一级别中又分 3～4 档。

2．设计每一职等相应的内部任职资格

各专业技术岗位如医疗、护理、技师都有相应的职称资格考试，员工取得相应资格后，医院根据岗位设置方案进行聘任。但没有资格考试的岗位，或是医院希望某个系列的岗位划分的更加细致，就要制订各个岗位的内部任职资格。如护理系列的护士分级。每一级别应该制订相应的任职资格要求。

3．设计晋升速度适中的职业发展晋升办法

一般来说公立医院大多是事业单位，工资职级的晋升依据员工年度综合考核结果来实施。但年度综合考核结果对于职业发展晋升作用太小。医院可以通过设计职业发展晋升办法作为抓手，提升员工的知识技能水平，与绩效工资挂钩提升员工的参与积极性。

4．设计员工跨序列发展流程的管理办法

很多医院日常跨序列发展的实例很多，但真正设计实施办法的很少。设计跨序列发展流程可以让员工明白今后发展路径的多元化，并为之努力。管理办法的出台可以避免领导层的拍脑袋决策或量身设岗等问题。跨序列发展的实例如将护士长跨序列从业务科室到行政职能科室（院感科、办公室等）从事管理工作，从护理系列到管理系列进行职业发展。再如临床科主任到医务部或质量管理部从事管理工作，从医疗序列到医院管理序列发展，会有更多参与医院发展决策的机会，也会增加进入医院更高管理层的机会。

6.1.5　员工职业发展通道设计步骤

医院员工职业发展通道设计，一般可以分为几个步骤，但在具体设计时有些步骤可以同时进行，不必分得那么清楚。

1．收集和梳理现有岗位信息与资料

收集、整理和发布岗位信息与资料是进行职业发展通道设计的第一步。岗位信

息和资料包括岗位说明书（含任职资格）、岗位招聘要求、岗位考核办法、岗位胜任素质模型等。

2. 根据岗位性质划分岗位类别

医院岗位种类众多，可以按照岗位性质的相近性划分岗位类别，有效控制岗位晋升、转换成本和效果，节约培训成本。

3. 调研各岗位类别员工职业发展需求

不同岗位类别或员工不同的个性对职业发展的需求是不同的。医院可以采用一对一面谈、问卷调查等方式了解不同岗位类别员工的具体职业发展需求，从而为设计符合医院人才发展战略的职业发展通道提供支持。

4. 设置纵向职业发展通道

医院的纵向职业发展通道比较明确，主要是专业技术岗位的晋升通道、管理岗位的职务提升通道、后勤服务岗位的薪酬提高通道等。

5. 设置横向职业发展通道

横向职业发展通道是为培养复合型人才或人岗相适原则而设计的。基于岗位对员工知识、经验、技能和能力的要求而定。注意事项：一是晋升至哪些岗位需要横向职业经历为基础；二是为实现晋升而进行的横向职业调动的具体时间和要求；三是哪些岗位的员工可以进行横向职业发展；四是跨序列的职业转换应谨慎。医院要严格职业转换要求和条件，明确考核评估标准。个人对自己更要正确评估。

6. 设计职业发展通道的条件和标准

设计职业发展通道的条件和标准是确保职业发展顺利实施的必然要求。条件和标准要明确、可量化，避免主观认定，并且条件和标准的制订要符合医院的实际，避免设定得过高或过低。

7. 制订职业发展通道设计的制度

制度是确保措施得以贯彻和实施的必要条件。医院员工职业发展通道设计实践了一定时间后，要通过制度确定下来，作为医院员工职业发展管理相关制度的重要组成，持续遵循下去，员工可以了解并按照各通道的要求去努力实现自己的职业发展目标。

6.2　医院员工职业发展具体通道设计

各医院具体的员工职业发展通道设计，随当地政府相关政策、医院发展战略、医疗市场竞争情况及医院员工组成情况等不同而有所不同。在此，提供医院常见岗位职业发展通道的具体设计及部分示例，可以作为读者开阔设计思路与方法的参考。

6.2.1　医师序列职业发展通道

医院的骨干力量是医师，也是医院承担医疗健康服务的核心力量。医院的医疗岗位必须是执业医师来担任，主要职责是人类疾病的预防、诊疗、康复，还担负教学、医学研究、健康教育、健康管理与指导等。

1．职业特点

要具有较高的医学及相关知识和较强的专业技术能力；对创新创造能力有较高的要求；具有持续学习不断更新知识结构和提高技术技能的要求；具有团队协作能力及沟通协调能力；要有终身学习、热爱生命、无私奉献精神；工作强度大、压力大；职业环境复杂，职业发展相对缓慢等。

2．职业发展定位

作为医院更加关注员工院内的职业发展定位。而员工则除关注院内定位外，往往还会关注院外职业发展定位，甚至医疗健康职业以外的职业。医师职业发展定位及相关通道见表 6-3。

表 6-3　医师的职业定位及相关通道

职业发展定位	通道设计	岗位类型
医院内部	医疗技术通道	医师
	科研通道	研究员
	教学通道	教师
	医院管理通道	医院管理岗
医院外部	自由医疗通道	私人诊所、医师集团等
	与医疗行业相关职业通道	其他医院，药品、医用耗材制造、营销，心理咨询师，律师，保险等
	其他职业通道	公务员，杂志社记者、编辑，其他职业

3.职业发展通道设计示例

医师的职业发展通道很丰富，主要集中在专业发展路径和管理发展路径。医师系列院内职业发展通道设计见表 6-4。

表 6-4　医师系列职业发展通道设计

科研岗位	教学岗位	医疗岗位		管理岗位
	学科带头人			院领导
研究员	教授	主任医师	大科主任	
副研究员	副教授	副主任医师	业务主任	行政科室主任
助理研究员	讲师	主治医师	业务副主任	行政副主任
研究实习员	助理讲师	医师		
		医学应届毕业生		

设计通道的同时，明确各级医师的履职能力标准要求，如某三甲综合医院神经内科各级医师履职能力标准要求中，主任医师履职能力要求：指导本专业下级医师完成职业规划及专业技术提高；解决本专业内疑难危重患者的诊疗；本专业学术水平在省内外有一定知名度；了解本专业国内外最新动态，至少有 1 项应用于临床。详见表 6-5。

表 6-5　神经内科各级医师履职能力标准要求

医师级别	履职能力标准要求	评价结果
住院医师第 1～2 年	1. 在上级医师指导下，熟练掌握基本技能、能够进行神经内科常规诊疗技术操作及神经科急症的处理等； 2. 掌握至少 1 项专项技能； 3. 掌握脑出血微创穿刺术的适应证、禁忌证，了解微创穿刺术的操作规程；作为助手参与微创穿刺术不少于 10 例 / 年； 4. 了解神经电生理检查的基本原理及基本操作	

续表

医师级别	履职能力标准要求	评价结果
住院医师第 3～4 年（晋升主治医师前）	1. 具有神经科疑难杂症的分析处理能力； 2. 熟练掌握神经内科基本技能及专项技能，掌握特色技能的适应证、禁忌证及微创手术处理； 3. 在上级医师指导下能完成微创穿刺术不少于 10 例 / 年； 4. 能独立阅片（CT、MRI）、分析肌电图、脑电图、经颅多普勒； 5. 在医学专业核心期刊发表论文至少 2 篇	
主治医师第 1～2 年	1. 熟练掌握神经科疑难杂症的分析处理； 2. 确立自己神经内科亚专业发展方向。 3. 能掌握内科基本技能和神经内科专项技能； 4. 能独立完成脑室引流术，作为助手完成颅内血肿清除术不少于 10 例 / 年； 5. 在医学核心期刊发表论文至少 1 篇	
主治医师第 3～5 年（晋升副主任医师前）	1. 熟练掌握基本技能及专项技能； 2. 能独立完成微创颅内血肿清除术、脑室引流术，不少于 5 例 / 年； 3. 提高自己亚专业临床诊疗能力，在国内外进修学习 1 年以上； 4. 发表 SCI 或中华级论文至少 1 篇	
副主任医师第 1～5 年（晋升主任医师前）	1. 熟练掌握基本技能、专业技能，至少掌握 2 项特色技能，并有指导下级医师的能力； 2. 进一步提高自己亚专业诊疗能力，打出知名度，形成个人专长和科室特色； 3. 承担科室单病种或临床路径管理工作至少 1 项； 4. 主持完成厅级以上课题至少 1 项，完成 SCI 或中华级文章至少 1 篇	
主任医师	1. 指导本专业下级医师完成职业规划和诊疗技术提高； 2. 解决本专业内疑难危重患者诊治； 3. 个人本专业学术水平在省内外有一定知名度； 4. 了解本专业国内外最新动态，至少有 1 项应用于临床	

6.2.2　护士序列职业发展通道

护理人员的职业发展和发展通道设计需要着重关注，一是医院的护理人员众多，2011 版三级医院评审标准要求在岗护士占医院卫生技术人员总数的 50% 以上；二是护理工作重复而单调，社会地位不高，部分医院缺编严重，工作负荷大，容易产生身心疲惫，很多护理人员有强烈的职业倦怠，加之晋升、聘任高级职称的机会相对少，护理人员主动要求职业转换的可能性大；三是护理人员自身的专业认同感不强，大部分未接受职业生涯规划方面的培训和教育，个人职业生涯规划意识和能力存在差异；四是受到护理人员的工作性质因素影响，护理人员年龄较大时会出现不能满足岗位职责要求或不能承受岗位工作压力的情况较多，医院往往会为需要退出护理岗位的护理人员考虑职业通道的转换。

1.职业特点

具备护理专业知识和专业技能；具有团队协作精神和沟通协调能力；有爱心、责任心、同理心，依从性好，执行力强；工作强度大、重复单调、压力大；学历层次差别大、职业发展缓慢；职业环境复杂。

2.职业发展定位

护理人员个人的职业发展定位，也分为医院内部和医院外部。由于种种原因，护理人员职业转换的可能性大、离职率较高。所以，作为组织的医院更要高度关注医院内部护理人员的职业发展定位和职业发展通道设计，使其在院内有较好的职业发展空间，减少离职率。护士职业发展定位及相关通道见表6-6。

表6-6　护士的职业发展定位及相关通道

职业发展定位	通道设计	岗位类型
医院内部	技术通道	临床护理
	科研通道	护理研究
	教学通道	护理教师
	行政后勤通道	行政后勤岗位
	管理通道	医院管理
医院外部	与护理职业相关职业通道	其他医院、社区门诊、药品耗材营销、康养产业、保险业等
	其他职业	公务员、家政服务等

3.职业发展通道设计示例

护士序列的职业发展通道很丰富，除职业发展主要通道专业发展路径职称晋升、分级管理外，还有管理发展路径、护理教学科研、职业转换行政后勤服务等。护士系列常见职业发展通道见图6-2。

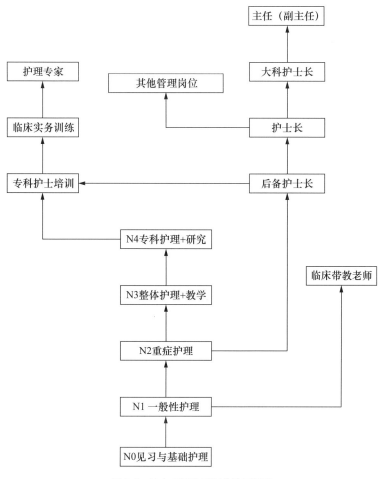

图 6-2 护士系列常见职业发展通道

4．护士分级管理职业发展通道设计及措施示例

通过护士分级管理可以解决因护士职称晋升相对缓慢，特别是晋升高级职称难度大，晋升人员少带来的职业倦怠或职业高原问题。设定 5 个等级，确定每个等级的专业技术、继续医学教育、教学科研等标准条件及相应薪酬待遇，符合护士等级晋升标准要求的可以竞聘相应等级，同时获得相应薪酬待遇。护士分级管理增加了符合护士职业发展实际的一条通道，实现护士能级对应、责权利对应，使护士容易产生职业获得感和成就感，进一步推进同工同酬制度的落实，调动了护士积极性。国家卫生健康委和山东省卫生健康委也有关于加强医院临床护理管理和实行护理人员分级管理的相关文件要求。

护理岗位设置。根据护理工作量、技术难度、护理风险等因素，将临床护理岗位和其他护理岗位分为四类。

一类护理岗位：工作量、护理风险、技术难度大，危重患者多的岗位。包括急诊科、重症监护病房、新生儿病房、儿科病房等护理岗位。

二类护理岗位：工作量、护理风险、技术难度较大、危重患者较多的护理岗位。包括呼吸科、胸心外科、消化科、感染性疾病科、普外科、肝胆（内镜）外科、心内科、妇产科、骨科、血栓科、神经科病房、五官科病房、泌尿科、手术室、介入科等护理岗位。

三类护理岗位：工作量、护理风险、技术难度一般、危重患者较少的护理岗位。包括康复病房、特需和保健病房、儿童输液室、中医科病房、血液净化、高压氧等护理岗位。

四类护理岗位：其他不需要常规轮值夜班的护理岗位。包括门诊、社区、健康管理科等护理岗位。

分级管理适用范围。临床护理岗位护士，即一类至三类护理岗位护士。四类护理岗位的护士不参与护士分级管理。

护理岗位人员配置。根据岗位职责要求，充分考虑护理工作量、技术难度、护理风险、科室发展等因素设计护理岗位和配置护理人员。根据岗位类别确定各科室护士编制数量总数和各级别护理岗位数量。

制订护士分级管理各级别护士的基本条件、履职能力要求、岗位职责、晋级条件。详见表6-7。

分级管理的方法与流程。成立护士分级管理小组，分管护理工作的副院长任组长，人力资源部、护理部、大科护士长、护理专家等人员组成。负责护士分级管理的策划和具体实施。负责组织各级护士的资格审查、综合能力评价；组织符合N0~N3级晋级标准的护士进行竞聘评价和审批；组织N4级护士岗位竞争并报院长办公会研究批准；负责对不称职人员提出取消或降低等级资质的建议。

护理部每年组织对所有护士进行年度履职能力评价和年度综合考核评价，分别确定优秀、良好、合格、不合格4个等次。统计临床护理、科研、论文、教学等工作量。每年组织一次对符合晋级条件护士的等级评定，原则上与全院职称聘任同时进行。

N3级及以下护士岗位竞聘：由符合基本条件和晋级条件的个人，根据岗位职责、履职能力要求及科室各级护士编制岗位空岗情况，提出竞聘岗位申请，经科室

表 6-7　护士基本条件、履职能力要求、岗位职责、晋级条件

等级	基本条件	履职能力	岗位职责	晋级条件
N0 见习期	大专及以上学历；临床护理工作满1年；有护士执业资格	具有基础护理服务、低技术性护理操作能力；独立完成Ⅱ、Ⅲ级护理患者的护理，试用期、护士注册；通过岗前培训，通过科室培训并考核合格；具备急救知识与能力	在上级护士的指导下进行临床护理工作。掌握护理制度、流程及职责；分管患者整体护理并做好记录；负责仪器保养，保持功能状态；完成护士长、上级护士安排的其他工作	取得护士执业证；临床护理工作＞1年；完成医院执业准入，年度考核合格
N1 成长期	大专及以上学历；临床护理工作＞1年，护士及以上资格并聘任；年度履职能力考核良好及以上	具备独立分管病情稳定患者的能力；掌握护理基础理论和知识；具备护理操作技术、常用抢救技能及解决本专科护理常见问题；独立进行一般护理、担任护理班次和责任护士；有护患沟通能力，患者满意度高	在护士长领导下，完成临床护理各项常规工作；分管病情稳定患者的护理，为患者实施整体护理；协助带教实习护生的带教、开展健康教育；圆满完成其他量与安全管理和上级护士长安排的其他工作	工作≥5年（硕士≥3年）；护师以上职称并聘任；近三年度履职能力考核至少1次良好以上；年度综合考核合格
N2 熟练期	本科及以上学历，放宽到专科；临床护理工作≥5年，硕士＞3年；护师以上职称并聘任；年度履职能力考核合格并至少1次良好以上	数量掌握基础护理、专科护理及常用急救技术；有独立发现、评估判断和处理护理问题、缺陷的能力；具备独立分管危重、重危重患者的能力；有参与临床教学和临床护管理工作的能力	在护士长领导下，全面完成护理临床、教学、科研和协助护士长进行护理管理工作；独立分管病情较重患者的护理；指导并作为下级护士提供技术支持；负责临床带教及培训工作；开展健康教育工作，落实质量与安全管理，工作标准；参与科室的护理质量与安全管理；撰写论文	工作≥8年（硕士≥6年）；主管护师及以上职称并聘任；近三年度履职能力考核至少2次有良好及以上；年度综合考核合格

续表

等级	基本条件	履职能力	岗位职责	晋级条件
N3 骨干期	本科及以上学历（参加工作15年以上的护士可放宽为专科）；临床护理工作满8年（硕士≥6年）；主管护师及以上职称并聘任；履职能力考核2次良好以上	具备临床专科护理知识及能力；熟练掌握护理基础技能、专科护理技术及本专业危重症患者护理能力；能够独立分管病重危重患者；具备临床护理教学、病区管理工作和一定的科研能力；具备有效预防和化解护患纠纷的能力	在护士长领导下开展病区临床护理工作，分管急危重症患者的护理；担任带班班长，为下级护士提供技术支持；开展护患沟通，预防和化解护患纠纷；主持开展健康教育讲座、护理查房或病例讨论，参与护理会诊；承担院、科两级带教及培训工作；协助护士长进行护理质量与安全管理，促进护理质量持续改进，落实质量安全管理制度，预防、发现和处理护理安全事件；开展护理科研和学术活动	工作≥12年（硕士≥10年）；高级职称并聘任或中级专科护师；近三年履职能力考核优秀≥1次，年度综合考核合格；在聘期内以第一作者在核心期刊发表论文≥1篇
N4 护理专家	本科及以上学历，临床护理工作≥12年（硕士10年），高级职称并聘任或专科主管护师；履职能力考核至少1次优秀；有护理专业改研研究方向，通过科室推荐和医院测评	具有护、教、研综合能力；具有疑难、危重患者专科护理能力；有承担专科护理咨询、全院护理教学、临床护理研究等工作能力；有自己的护理研究方向，可以开设专科护理门诊；护理学术上有较高地位和较深造诣	在护士长领导下，护理查房、病例讨论和护理会诊；负责制定或审核专科护理者护理计划、护理措施并指导有效落实；负责制订专科护理工作标准、护理质量评价标准，并参加评价与督导；负责专科护理培训及教学工作；落实质量与安全管理制度，预防和处理本科室、专业护理安全事件的发生；开展护理科研；承担专科护理门诊，为患者提供健康教育、咨询和专科护理服务	动态管理要求：聘期内考核优秀≥1次；护理科研立项或结题≥1项；每年讲课≥10学时或全院讲座、学术交流≥1次；以第一作者在核心期刊发表论文≥1篇

进行考核、综合评价并组织竞聘后将结果报至护士分级管理小组审核，授予相应的护士等级资质。基本流程是：个人报名→资格审查→综合能力评价→科室竞聘→护士分级管理小组审核→院长办公会研究确定→聘任。

N4 级护士（护理专家）岗位的竞聘：医院确定 N4 级护理（护理专家）岗位、岗位数量并公布，科室推荐符合基本条件资格的人员参加岗位竞争。由护理分级管理小组根据竞争情况提出建议，报院长办公会研究确定后，授予护理专家资质。基本流程是，公布 N4 级护理（护理专家）岗位及岗位数量→科室推荐→竞聘→护理分级管理小组审核再评价→院长办公会批准→授予护理专家→聘任。

管理措施：各级护理人员严格按照分级职责要求从事工作，下级护士未经授权不得单独从事上级护士的工作，当下级护士人数不足时，上级护士必须从事下级护士工作。

护理人员实行晋级管理，在未达到规定级别、年限、职称、能力及培训考核的情况下，不得申请晋升高一级资质；在医院组织的技能大赛中获得一等奖或在市级及以上组织的技能大赛中获得二等奖及以上的人员，可以提前申请晋升高一级资质，由院护士分级管理领导小组负责对 N1～N3 级人员的审批。

护理人员分级管理实施动态管理，出现下列情况之一者，护士分级管理组提交院领导讨论，视情况决定降级使用。履职能力考核不合格；不能胜任所在级别工作职责或年度考核没有履行所在级别工作职责的；发生严重违反医德医风，劳动纪律或严重护理差错、事故的。

每年度对已聘任的 N0～N3 级护理人员进行考核，个人填写《护士分级管理年度考核表》（表 6-8），考核内容包括履职能力及所在级别工作职责的完成情况。护士分级管理领导小组组织考核，考核合格及以上者继续聘任，考核不合格者给予低聘。各级别工作职责考核办法及具体内容由护理部制订。

特别说明，N4 级护士（护理专家）必须直接从事临床护理或护理管理工作，离开临床护理工作或护理管理工作岗位者取消护理专家资质；N4 护士一个聘期为 3 年，聘任期满考核合格、任期内 3 年年度考核至少 1 次优秀的，可直接续聘并授予护理专家资质，不合格的直接解聘降级使用，其他的可以参加下一聘期竞聘。

薪酬待遇：基本工资待遇，按照国家相关规定执行。绩效工资，不管护士身份是在编制内人员、备案制人员还是合同制人员，全部按护理岗位类别和护士分级管理的级别确定不同系数。绩效工资＝绩效工资点数 × 绩效目标完成百分率 × 系数。

表 6-8 护士分级管理年度考核表

姓名		性别		年龄		科室	
护士级别			工作年限			学历	
履职能力及职责完成情况							
科室评价	科主任： 护士长： 年　　月　　日						
护理部意见	护理部主任： 年　　月　　日						
分级管理小组审核	组长： 年　　月　　日						
院长意见	院长： 年　　月　　日						

6.2.3 药学人员职业发展通道

随着患者对安全用药服务需求的不断提高，政府、医院对临床合理用药及减少用药不良事件越来越重要，临床药师的作用也越来越重要。三级医院评审标准对临床药师也有明确数量要求和职称要求，近几年临床药师呈不断增长的态势。而普通药房调剂师等岗位因智能化自动摆发药机的使用和普及，部分替代人工。中药房则因中药个性化加工、制剂的创新调配药人员、煎药人员在减少。几年前在人们的印象中，药学人员是负责购药、制剂、摆药、发药，在中药房是购药、配药、发药、煎药。而现在的公立医院中，药学的重点工作岗位是临床药师，重点工作是指导临床用药及药物临床试验等。因此，药师的职业发展要向临床药师岗位引导。

1．职业特点

具有药学专业知识和技能；团队协作能力强；既要服务患者，还要配合医护，要有沟通协调能力，依从性好；职业环境稳定；医院外部职业发展机会多，如医药企业、药店等。

2．职业发展定位及职业发展通道设计

药学人员的职业发展定位及职业发展通道设计见表 6-9。

表 6-9　药学人员的职业发展定位及职业发展通道设计

职业发展定位	通道设计	岗位类型
医院内部	专业通道	药学岗
	科研教学通道	药学科研、教学岗
	转岗通道	行政后勤岗位
	管理通道	医院管理岗
医院外部	与药学相关职业通道	其他医院、药店、药品耗材公司、医药企业、药学杂志社、康养产业等职业
	与药学无关职业通道	公务员、自由职业者等

6.2.4　技师职业发展通道设计

1．职业特点

技师在医院的分布已经越来越广泛，大致可以分为三类，第一类是影像技师。是依托大型设备，主要从事大型设备的操作，如放射科技师、CT 和磁共振技师、心导管室技师、放疗科技师、心电图室技师等；第二类是康复技师。主要从事康复设备操作及康复技术工作；第三类是检验检测技师。如检验科技师、病理科技师、输血科技师等。具有如下职业特点：有相关医疗专业知识和技术，具有独立操作和使用医疗仪器、设备的技能；团队协作能力强，需要与医师团队、护理团队做好沟通协调配合，又要直接为患者服务；职业环境相对稳定，依从性好。

2．技师的职业定位及职业发展通道

技师的职业定位及通道设计见表 6-10。技师的专业技术发展是其职业发展的主通道。还可设计管理通道：组长→科室副主任→主任→职能科室主任→院领导。转

岗通道：技士岗→行政科员岗或支持保障服务岗等。

表 6-10 技师职业发展定位及通道设计

职业发展定位	通道设计	岗位类型
医院内部	专业通道	技师岗
	管理通道	医院管理岗
	转岗通道	行政岗或支持保障服务岗
医院外部	与技师相关职业通道	其他医院、医药耗材公司、医疗设备公司、独立医学检验所、康养产业等职业
	与技师无关职业通道	公务员、自由职业者等

3．康复技师职业发展通道设计

康复技师是随着我国康复事业发展而产生的比较年轻的职业，普遍学历较低，极少有高学历的，满足职称晋升条件需要更多努力，所以，职业发展相对缓慢，特别是刚刚从学校进入医院的前几年，由于第一学历较低，需要继续医学教育，职称晋升会更缓慢。随着我国老龄化进程加快，康复事业发展迅速，康复技师需求增加，流动性、离职率较高。虽然专业技术职务的晋升仍是康复技师职业发展主要通道，技师→中级技师→高级技师。但可以借鉴护士分级管理模式，进行分级管理模式设计职业发展通道，增多层级，增长职业生涯阶梯，每 3～5 年设定一个职业级别，使康复技师上升空间层次增多，职业发展目标更具体、明确、阶段化，产生更强烈的职业动机，更容易在短时间内获得职业的成就感，产生内在激励作用，更加有效地激发康复技师的积极性、创造性，提高对医院的忠诚度。

康复技师分级管理职业发展通道设计示例。

康复技师分为 R0～R4 共 5 个技术级别：R0→R1→R2→R3→R4。根据医院康复专业学科发展需要和康复工作量现状，确定康复技师岗位数量和各级技师岗位数量。制订各级康复技师岗位职责、任职基本条件、履职能力要求。从康复技师的学历、年资、职称、履职能力和业绩等几方面，对康复治疗师进行全面评价。对符合基本条件和履职能力的技师组织竞聘上岗，主要过程有个人申请、科室主任同意、资格审核、组织竞聘、择优聘任，并授予相应等级资质。聘期一般为 3 年，每年进行履职能力考核，根据考核结果每年微调，主要对履职能力达不到职责要求或出现较严重问题的进行调整。聘期结束综合考核，考核合格且符合上一级技术级别基本条件的可以竞聘上一等级技师，考核合格但不具备上一级技术级别基本条件的原级别聘任，不合格的降级使用。各级康复技师岗位职责、基本条件和履职能力要求见表 6-11。

表 6-11　各级康复技师岗位职责、基本条件和履职能力要求

级别	职责	基本条件	履职能力要求
R0 见习期	1. 在上级康复技师的指导下，负责普通患者、病情稳定患者的康复评估与治疗工作，为患者提供基础康复服务，完成低技术性康复治疗操作。 2. 遵守各项操作规程，观察患者病情及治疗反应，做好记录，及时向上级医师汇报情况，严防差错事故发生。 3. 负责康复设备的维护、保养和报修。 4. 完成组长和科室主任安排的其他工作。 5. 落实质量与安全管理制度以及工作标准，保证康复质量与安全。 6. 参加院科两级的培训学习，不断提高业务水平。	1. 大专及以上学历。 2. 岗前培训、试用期考核合格。 3. 患者满意度>90%	1. 熟练掌握康复基础理论。 2. 熟练掌握所从事专业基本康复技术操作。 3. 熟练掌握所使用康复治疗设备的基本原理、基本知识和基本操作。 4. 在上级康复技师的指导下，完成普通患者、病情稳定患者的康复评估与治疗与治疗与治疗操作
R1 成长期	1. 在科主任和上级治疗师指导下开展康复工作，负责独立完成对普通患者、病情稳定患者的康复评估与治疗工作。 2. 开展康复教育工作。 3. 参与带教工作，指导实习康复技师进行工作。 4. 实质量与安全管理制度，参与科室的质量与安全管理。 5. 参与科研工作，积极开展新技术，不断提高治疗质量	1. 大专及以上学历。 2. 从事临床康复治疗工作1年以上。 3. 取得康复治疗士（师）执业资格并聘任。 4. 患者满意度>90%	1. 具备对普通患者或病情稳定患者独立进行康复评估或治疗的能力。 2. 年度履职能力考核良好及以上者。 3. 取得R1资质后在聘期内以第一作者发表专业论文1篇及以上或发明专利1项
R2 熟练期	1. 在科主任领导下开展工作，负责完成对病情较重患者及疑难患者的康复评估和康复治疗工作。 2. 可担任专业组长，指导下级康复师开展临床康复工作。 3. 负责制订患者的康复目标、计划，措施并有效落实。 4. 负责对患者进行康复常识的宣传工作，介绍各项康复方法的治疗作用及注意事项，以使患者能理解、配合并主动参与康复治疗。 5. 承担院、科两级带教（为教学助理）及培训工作。 6. 积极参与科研	1. 本科及以上学历。 2. 从事临床康复治疗工作4年（硕士2年）或以上。 3. 具有康复治疗士执业资格并聘任。 4. 患者满意度>90%	1. 具备独立对重症及疑难患者进行康复复评估和康复治疗能力。 2. 有临床教学和基本管理知识及能力。 3. 沟通协调能力强，能独立开展健康教育。 4. 履职能力考核和技能考核良好及以上。 5. R2跨期以第一作者发表论文2篇及以上，或以第一作者发明专利1项和发表论文1篇及以上。

续表

级别	职责	基本条件	履职能力要求
R3 骨干期	1. 在科主任领导下开展康复工作，负责病情危重患者及疑难患者的康复评估和康复治疗工作。 2. 担任专业组组长，督促执行各项规章制度和技术操作常规，指导下级技师开展临床康复、科研及新技术工作。 3. 负责审核专业组患者的康复目标、计划、措施并指导有效落实。 4. 主持开展健康教育讲座，主持康复病例讨论，负责康复会诊工作。 5. 负责医院、科两级临床带教、培训工作，承担部分院外培训及授课任务。 6. 协助科主任推进行质量与安全持续改进。	1. 本科及以上学历。 2. 从事临床康复治疗工作8年（硕士5年）或以上。 3. 具有中级康复治疗师职称以上职称并聘任。 4. 患者满意度>90%	1. 具备对危重患者及疑难患者进行康复评估和康复治疗的能力。 2. 落实质量与安全管理制度，有预见性的避免和处理安全质量不良事件，并有效预防和化解医患纠纷能力。 3. 管理知识丰富，具备教学、科研和开展新技术的能力。 4. 履职能力考核良好及以上者。 5. R3聘期内专利1项和发表论文1篇及以上，或完成科研课题1项
R4 康复治疗专家	1. 负责疑难康复病例评估和会诊工作。 2. 负责制订专业康复工作标准、质量评价标准，并参加评价与督导。 3. 承担对外学术交流工作，承担院外培训及授课任务。 4. 落实质量与安全管理制度，协助科主任推进行质量与安全管理、促进质量持续改进	1. 本科及以上学历。 2. 从事临床康复师工作12年（硕士8年）以上。 3. 具有高级康复治疗师称并聘任。 4. 患者满意度>90%	1. 有专业研究方向，在省内有一定的知名度和影响。 2. 具备危重患者及疑难患者康复评估和康复治疗能力。 3. 有承担会诊、专科指导、教学和科研等工作能力。 4. 履职能力考核优秀，通过科室推荐和医院组织的测评。 5. R4聘期内以第一作者发表专业论文2篇以上，其中1篇在中华级及以上发表。开展本专业科研1项及以上，获奖1项（前三位）

薪酬待遇。基本工资按国家规定执行。绩效工资，按照多劳多得，优劳优得，依据绩效考核结果发放。设定每一级康复技师不同系数，制订绩效考核办法。绩效工资＝绩效工资点数 × 完成绩效目标的百分数×系数。

4．其他技师职业发展通道设计

影像技师、病理技师、检验技师、输血科技师相对康复技师来说是各家医院的传统职业，职业发展主通道比较成熟，一直以来与医师序列同步职称晋升，沿着助理技师→技师→中级技师→副主任技师→主任技师的通道发展。也可以设立双通道或转岗通道，但与医师序列、护士序列比较，走其他职业发展通道如管理通道、教学通道等职业发展机会相对较少。

作者所在医院由于历史原因有段时间取消了影像技师职业，由影像医师承担技师和医师的工作，随着政府对公立医院建设规范要求和医院发展需要，近几年重新组建影像技师队伍，因此，影像技师团队是一支年轻的队伍，医院对其职业发展给予重点关注，除常规的主通道职称晋升外，也与同康复技师一样设计了分级管理职业发展通道，由职称晋升的 5 年一次机会，缩短到每 3 年就有一次晋级机会，同时薪酬待遇随着晋级同步提高，以调动他们的积极性。管理办法、薪酬待遇设计同康复技师。

影像技师分级管理通道设计。分为 T0～T4 共 5 个技术级别：T0→T1→T2→T3→T4。各级别影像技师职责、基本条件、履职能力见表 6-12。T4 级影像技师竞聘，基本条件符合、履职能力考核合格外，需要通过科室推荐、医院组织测评才能聘任。

6.2.5　管理人员职业发展通道设计

有人做过这样的调查：从工资感知、工作压力感知、生活压力感知、职业现状感知和工作岗位评价 5 个条目调查评价管理人员工作岗位感知，共 10 分；自理论知晓、重要程度认识、医院管理情况及实施情况 4 个维度调查管理人员个人职业生涯规划管理，共 20 分。根据学历、职称、职务的不同在以上两方面，对不同特征的管理人员得分情况进行比较，得分越高说明工作岗位满意度和职业生涯规划情况越好。学历层面，研究生学历得分最高 4.65±2.06 和 12.45±2.65；职务层面处级及以上职务得分最高 5.64±1.86 和 12.73±2.37；职称层面，高级职称得分最高 4.50±2.39 和 11.35±3.21，

表6-12 各级影像技师岗位职责、基本条件和履职能力要求

级别	职责	基本条件	履职能力要求
T0 见习期	1. 在上级技师的指导下，负责相应岗位放射技术工作，设备维护和保养工作。 2. 遵守各项操作规程，做好设备使用记录，及时向医师及上级技师汇报情况，如遇设备故障及时报修。严防差错事故发生。 3. 积极参加各种培训学习，提高业务水平。 4. 落实质量与安全管理制度以及工作标准，无因工作失误导致的安全事件发生。 5. 较好完成本专业科组长和科室主任安排的其他工作。	1. 专科及以上学历。 2. 岗前查体、岗前培训、试用期考核合格，尚未取得放射技士（师）执业资格。 3. 无不良安全事件及投诉	1. 熟练掌握影像技术基础理论 2. 熟练掌握所使用设备的基本原理、基本知识和基本操作。 3. 具有设备的维护和保养技能。 4. 在上级技师指导下，完成一般影像技术操作
T1 成长期	1. 在本科主任和医师、上级技师指导下开展工作，负责完成对普通患者、病情稳定患者的一般影像检查。 2. 参与带教工作，指导实习生进行工作。 3. 落实质量与安全管理制度，参与科室的质量与安全管理，促进质量持续改进。 4. 参与科研工作，在上级技师指导下，积极开展新技术，不断提高检查质量。	1. 专科及以上学历毕业。 2. 从事影像技术工作1年以上并取得技士及以上专业技术职务资格。 3. 履职能力考核和技能考核合格。 4. 无不良安全事件及投诉	1. 具备独立完成CT、MRI、介入影像一般技术操作的能力。 2. 在上级技师指导下完成特殊影像检查的能力。 3. 有发现影像设备故障并及时报告的能力。 4. 有带教数，参与科研及沟通协调能力。
T2 熟练期	1. 在本科主任引领下开展影像技术工作，能够独立完成检查及疑难患者、疑难病例的检查。 2. 可担任专业组长、指导下级技师开展影像技术检查。 3. 承担院、科两级带教（教学助理）及培训工作。 4. 主动参与科研工作。 5. 参与科室管理，持续改进影像检查质量，保证安全	1. 本科及以上学历。 2. 从事影像技术工作5年（硕士2年）及以上，具有技师及以上资格并聘任。 3. 履职能力考核和技能考核合格。 4. 无不良安全事件及投诉。	1. 具备熟练操作影像中心所有设备能力。 2. 熟练应用所有设备并根据临床需求开展特殊检查。 3. 具备一定临床教学、科研能力和管理能力。 4. 在T2聘期内以第一作者发表论文1篇及以上，或以第一发明专利1项

续表

级别	职责	基本条件	履职能力要求
T3 骨干期	1. 在科主任领导下开展影像技术工作，负责熟练操作影像中心所有设备并根据临床需求开展特殊检查。 2. 担任专业组长，督促认真执行各项规章制度和技术操作常规，并指导下级技师开展影像技术工作。 3. 负责院、科两级临床带教、培训工作，能够承担部分院外培训及授课任务。开展科研、新技术。 4. 落实质量与安全管理制度，能有预见性的避免和处理安全不良事件的发生，能有效预防和化解医患纠纷。 5. 协助科主任进行质量安全管理，促进质量持续改进。	1. 本科及以上学历。 2. 从事影像工作 9 年（硕士 5 年）及以上，具有中级技师及以上职称并聘任。 3. 通过年度履职能力考核和技能考核合格。 4. 无不良安全事件及投诉	1. 熟练操作影像中心所有设备并根据临床需求开展特殊检查。 2. 具备设备故障判断能力，根据工作需要开发设计特殊检查列及方法。 3. 管理知识丰富，具备教学、科研和开展新技术的能力。 4. T3 聘期内以第一作者发表学术论文 2 篇及以上，或以第一作者发明专利 1 项或开展科研 1 项及以上。
T4 影像专家	1. 负责特检和设备故障判断及维护工作。 2. 负责制订专业技术操作标准，质量评价标准，并参加评价与督导。 3. 承担对外学术交流工作，承担院外培训及授课任务。 4. 落实质量与安全管理制度，协助科主任进行质量与安全管理，促进质量持续改进。 5. 负责处理疑难、复杂检查的指导。 6. 主动开展科研教学，开发新技术工作	1. 本科及以上学历。 2. 从事影像技术工作 12 年（硕士 8 年）以上。 3. 具有副高及以上技师职称并聘任，承担临床教学和科研等工作。 4. 通过履职能力考核为合格。 5. 通过科室推荐和医院组织的测评。 6. 无不良安全事件及投诉	1. 有专业研究方向，在省内本专业领域有一定的知名度和影响力。 2. 具备设备故障判断及排除能力。具有科研、教学、管理能力。 3. 熟练应用所有设备并根据临床需求开展特殊检查的能力。 4. T4 聘期内以第一作者发表专业论文 2 篇以上，其中 1 篇在中华级及以上发表。开展本专业科研 1 项或获奖 1 项（前三位）

中级职称得分 3.92±1.95 和 11.35±3.12。可以看出医院管理人员对工作岗位感知得分和职业生涯规划管理得分均较低，且学历、职务层次低的得分低，随着学历层次、职务提高得分增加。职称因素对得分影响无统计学意义，可能在管理人员中学历、职务对薪酬、资源获得的影响更大有关。所以，管理人员的职业发展和职业发展通道设计要引起医院管理者高度重视，要特别关注一般管理人员的职业发展问题。

1. 医院管理人员职业发展管理现状

现代医院高质量发展的重要标志是医疗、教学、科研各方面均衡发展，为适应这种变化需要，医院管理功能日益分化和细化，各职能科室、支持保障科室及其管理人员在医院发展的重要性日益凸显，工作范围不断扩大，职业素质、能力要求不断提高，专业化程度要求越来越高，管理人才的竞争也越来越激烈。医院不再只是医疗岗位高学历高职称的聚集地，也成为管理类专业人才的聚集地，如财务专业、计算机专业、人力资源管理专业、公共卫生管理专业、统计专业、中文专业等，随着现代医院管理制度建设要求和医院精细化管理的要求，"专业的人干专业的事"的理念正在一步步深入人心，管理人员承受的压力也日益增加。但是，重临床、轻管理的思想仍然较普遍存在，同时，现行的干部人事制度及医院给予管理人员个人的发展空间狭小，医院管理人员的职业发展通道非常不健全，对个人职业发展目标迷茫，现行体制未能充分重视管理人员探索新岗位的兴趣和对新工作的积极性，职业倦怠普遍存在。仅有少部分可以走专业技术人员通道或辅助系列专业技术通道，大部分职能科室管理人员职业发展通道路径较窄，职业发展上升途径少。科员→科室副主任→主任→副院长→院长作为医院管理人员的主要职业发展通道，由于职位太少，仅有极少部分人员走得通，大部分管理人员会望而却步。近几年我国部分地区按照国家公务员晋升序列和职业发展管理办法，开辟了医院管理人员职业发展通道，但如何与医院专业技术人员的职业发展平衡，也是值得管理者思考的问题。

2. 管理人员职业特点

随着现代医院管理的要求，医院管理分工细化，专业化程度越来越强，职业素质和能力要求不断提高；对管理知识、管理能力和学历要求较高；团队协作能力、沟通协调能力、分析判断能力要求较强；工作压力大，内部竞争激烈，院外职业机会少；职业环境稳定，但职业发展通道狭窄。

3．职业发展定位及通道设计

医院管理人员职业发展定位及通道设计见表 6-13。管理通道是医院管理人员的主通道，但由于路径狭窄，可以参照公务员尝试设计职、级并行通道，以拓宽医院管理人员职业发展道路。

医务部、护理部、财务部、信息部等部门部分管理者有专业技术职称，可以走专业技术发展通道，但要严格限制高级职称的使用，公立医院都有备案编制限制，要尽量把高级职称留在真正需要的临床一线员工。可以设计为：职能科室管理人员要走专业技术发展道路的，普通管理人员最高到中级职称，科室副主任可以到副高级职称，科主任、院领导可以到正高级职称。这种设计目的是引导优秀临床科室主任到职能科室或医院高层从事管理工作，同时那些走管理通道发展艰难的普通管理人员，走专业技术发展道路只能到中级，要想进一步发展到副高级或高级，引导其到临床一线岗位。

表 6-13　医院管理人员职业发展定位及通道设计

发展定位	通道设计	岗位类型			
医院内部	管理通道	医院管理岗			
	主系列专业技术通道	医疗岗	护理岗	技师岗、药师岗	
	辅系列专业技术通道	工程师	会计师	经济师	馆员等
医院外部	管理通道	其他医院管理	公务员	企业管理	
	专业通道	相关专业岗位			
	其他通道	个人职业	自由职业者等		

职级晋升通道设计。参考《公务员职务与职级并行规定》，设计普通管理人员职级，作为管理人员晋升通道，体现普通管理人员的能力、贡献及薪酬待遇等。途径是二级科员→一级科员→四级主任科员→三级主任科员→二级主任科员→一级主任科员。基本条件：具备相关职位要求的专业知识和工作能力，工作绩效较好；群众公认度较高，职业素质好；政治素质高，遵纪守法，清正廉洁，作风品行好；符合拟晋升职级所要求的任职年限和资历。晋升职级的基本资格：晋升一级科员，需任二级科员 2 年以上；晋升四级主任科员，需任一级科员 2 年以上；晋升三级主任科员，需任四级科员 2 年以上；晋升二级主任科员，需任三级科员 2 年以上；晋升一级主任科员，需任二级科员 2 年以上。晋升流程：根据科室职能和责任，确定各科室各级科员岗位职数，符合晋级基本条件和晋级资格的人员，个人报名、科室推荐、竞聘上岗。

为促进管理人员的职业发展，制订平衡管理人员所得与贡献的绩效考核评价机制，建立更加合理和公平的管理人员绩效和薪酬体制，关注所得与贡献的公平关系构建；建立岗位轮换制度，通过比较、磨合、双向选择，实现人岗匹配，满足"合适的员工在合适的岗位上"上的目标要求。采取差异化的职业生涯规划指导，引导管理人员根据各自的学历、职务、价值观、能力与兴趣，选择不同的职业发展道路，减少管理人员内部竞争，使每位员工看到成长的希望，满足其对事业、成就的不断追求，充分用好、留住管理人员，增强医院执行力和竞争力，实现员工和医院双赢的战略。

6.2.6　后勤人员职业发展道路

后勤人员已经不单单是后勤维修、后勤服务人员，还包括医院精细化管理保障、成本控制管理、智慧服务建设等人员，他们在现代医院高质量发展中的作用越来越重要，调动他们的积极性和提高忠诚度离不开满足其职业发展需求。

1. 职业现状

某三甲医院对全院 124 名后勤员工进行问卷调查，有效问卷 120 份。平均年龄44 岁，且主要集中在 46 岁以上 65 人，占所有年龄段频率54.2%；高中及以下学历占46.7%，本科 27 人，硕士学位 4 人；中级职称 38 人，初级职称 32 人；岗位职责认知仅有 40 人清楚自己岗位职责；职业发展认知，69 人认为自己的工作需要继续学习，35 岁以下、职称未定的员工对此更持肯定意见。薪酬评价，45 人满意目前收入，不满意 56 人，不确定 19 人，近半数员工对收入不满意，女性员工、职称未定员工对收入不满意比例更高些，分别占到 70.3% 和 66.0%。可以看出，后勤服务人员年龄偏高，学历偏低，薪酬待遇不满意较高，特别是女性和职称未定人员。但从职称显示后勤服务朝着技术性、专业性方向发展。岗位认知低，薪酬待遇不满意高，职业发展认知具有潜在的学习意愿和职业发展需求。提示我们后勤管理职能应从直接指挥调度生产转向合同管理和质量监督，转向技术性、专业性发展方向，将配送、搬运等非核心运行岗位转向社会化外包服务。专业技术和专业管理在现代医院后勤运行中参与度的提高，需要一支高素质、稳定的后勤人才梯队，这就要求必须做好后勤员工的职业发展规划，挖掘个人潜能、激发工作激情，提供个人成长和职业发展通道。满足以上需求，后勤服务人员职业发展通道设计就要突出行政管理和专业技术，并加以区分，员工根据自身特点选择职业发展道路，明确系列内部层级划分和晋升空间，提供由技术到管理的转换通道，突出后勤专业技术岗位的价值。改革薪酬绩效考核体系，使后勤人员可通过提升自身的技术和能力获得更高薪酬。引导后勤人员重视个人技能和能力的提高，建立学习型后勤管理文化，后勤员工职业发展顺利，整个后勤服务质量和效率得以提高。

2. 后勤服务职业特点

后勤信息化、智慧化程度在提高，对专业知识和专业技术的要求在提高；职业年龄仍然较高，但逐渐年轻化；职业环境相对稳定，但服务理念要求在变化，职业与医院运营、成本控制、智慧服务等关系越来越密切，不光是维修、保洁等工作。

3. 职业定位及职业发展通道设计

现代医院工勤人员职业发展定位和通道设计见表 6-14。工勤人员的职业定位作为个人来说也可以在本院内，如果医院不适合个人职业发展也可能选择其他医院、其他职业。传统的职业发展通道是工勤人员技术等级晋升途径（见表 6-15），传统工勤工作逐渐被第三方服务或外包公司所取代，这个职业岗位在萎缩，而现代医院的后勤工程序列、管理序列职业需求在加强。

表 6-14 医院工勤人员职业发展定位及通道设计

发展定位	通道设计	岗位类型
医院内部	传统后勤通道	技工岗（水电暖工、物资管理、维修工、消防管理等）
	辅系列专业技术通道	工程师（信息、软件、建筑、楼宇、弱电、强电等）
	管理通道	医院管理岗
医院外部	管理通道	其他医院管理岗　公务员　企业管理
	专业通道	相关专业岗位
	其他通道	个人职业　自由职业者等

表 6-15 传统工勤人员技术等级设置

等级	等级条件	基本条件
五级/初级工	学徒学习期满和工人见习、试用期满	综合素质好，遵纪守法，具有良好品行；具备相应岗位所需专业、技能等方面能力要求；适应岗位要求的身体条件，现聘岗位年度考核合格及以上；国家准入类职业工种，要取得相应的国家职业资格证书。
四级/中级工	在本工种五级岗工作满 5 年	
三级/高级工	在本工种四级岗工作满 5 年	
二级/技师	在本工种三级岗工作满 5 年	
医技/高级技师	在本工种二级岗工作满 5 年	

考核评定程序：符合相应等级条件和基本条件的，个人申请、医院推荐、专家评审、公示发文、医院聘任。破格条件：在省部级及以上职业技能竞赛中获得前6名、在技术革新技术发明中获得省级及以上成果奖的人员以及获得省部级及以上劳动模范称号并保持荣誉的，可在等级条件规定的岗位年限基础上提前一年申报参加相应技术等级考核评定。

6.2.7　合同制人员职业发展通道

医院的合同制人员是占据医院所有员工的很大一部分，一般在50%～60%，有的医院甚至还要高。这部分员工一般涵盖护士、技师、药师和后勤人员。

合同制员工普遍学历较低，收入相对少，离职率较高，流动性大，职业发展通道较狭窄，缺乏归属感。但因为在院内人数众多，所以必须引起医院领导层的重视。很多医院也逐渐意识到这个问题，针对合同制人员设计职业发展通道。可以采取如下措施：一是坚决落实同工同酬制度，相同岗位不管身份如何薪酬待遇一致。二是专业技术人员的职称晋升同编制人员一样对待，符合晋升基本条件的，允许其参加职称考试或积极推荐参加职称评审。三是取得资格后与编制人员一样竞聘上岗。四是可以采取护士、技师、药师的分级管理办法，以缩短晋级时间，解决因学历低职称晋升缓慢看不到职业发展希望问题。五是鼓励继续学习，取得本科及以上学历，在院内工作时间较长如10年以上，考核合格及以上的，医院可以设立事业编制岗位，鼓励合同制人员考取编制。

6.3　医院员工职业发展通道的培育与转换

员工希望沿着自己选择的职业发展通道实现职业发展目标，就要不断培育和适当转换，才可能找到适合自己的职业发展之路。

6.3.1　员工多岗位轮换培养

工作轮换法是让员工通过轮换各种不同的岗位而接受锻炼的方法。这种方法是职业生涯开发培训的方法之一，适合于管理人员和专业技术人员。采用工作轮换法进行培训，使员工有机会熟悉各种岗位的特点和工作流程，有利于员工掌握多种技能，提高工作学习兴趣，减少职业倦怠感，从而树立全局观念，站在不同部门的实际考虑问题，培养复合型人才。通过轮岗，医院可以发现一定岗位最需要、最适合的员工，员工则可以比较、磨合、双向选择，找到符合自己兴趣、价值观和能力范围的岗位，实现员工与岗位匹配。

1. 新入职人员的科室轮转

新进人员轮转分主要包含两种类型：专业技术人员和行政后勤管理人员，轮转的目的也不尽相同。

第一种是专业技术类应届毕业生。医师序列人员，学历高并且专业已确定，轮转的目的是：快速熟悉医院文化，缩短融入医院的时间；增加各专业的知识，扩大知识面；了解医院其他专业的发展状况，熟悉其他专业流程和人员，轮转的科室大都是与其专业关系密切的专业科室，利于自己今后专业发展的沟通协作；选择适合自己职业发展的亚专业。一般可以安排一年的临床科室轮转，如心血管内科专业医师必须轮转呼吸科、消化科、内分泌科、急诊科、重症监护室、心电图室、心脏彩超室等科室，每个科室至少 1 个月，轮转计划由人力资源部协同科教部制订。护士序列人员，专业性不如医师那么强，轮转的目的是：快速熟悉医院文化，缩短融入医院的时间；掌握各专业的护理特点，扩大知识面，提高护理技能和抢救水平；了解医院各科室的发展状况，熟悉各专业科室流程和人员，利于今后的沟通协作；选择适合自己职业发展的护理岗位。一般安排轮转一年，尽可能轮转更多的科室。药师、技师序列人员一般安排科室内部岗位轮转。

第二种是行政后勤科室管理类应届毕业生。安排一年的职能科室轮转，每个科室轮转一个月，总体轮转计划由人力资源部负责制订。管理人员轮转的目的：一是让新进人员更快的熟悉单位的情况，熟悉各部门的分工和职责，熟悉各部门的人员，减少科室间的壁垒，为今后的工作打下横向沟通的基础；二是让非卫生系列行政人员对医院的临床工作有更深入的了解。了解临床工作的业务流程，了解临床各科室的特点包括科主任的个性，这种换位思考的轮岗培训对于从事管理工作有很大的帮助；三是提高了适应多岗位工作的能力和综合应急能力，培养复合型人才；四是对多科室轮转，医院会通过多个科室主任对新入职人员有更全面的了解和评价，了解其知识水平、能力、个性和价值观，为人尽其才，安排合适的岗位打好基础。

为保证轮转效果和进一步了解新员工，每轮转完一个科室，科主任组织对轮转员工做出考核和评价。

2. 职能科室的科主任轮岗

医疗机构中财务部、药学部、医学工程部、信息科、基建办等重点科室，基于廉政方面的考虑，这些岗位科主任工作满两个聘期需要进行轮岗。其他职能科室主任满2个聘期的也可以进行轮岗，包括医务部、门诊部、质管部、总务科、安保部等，轮转的目的：一是预防腐败问题的发生，保护管理干部；二是轮岗开通了科主任职业发展的横向通道，轮转到新岗位，有了新的职责、承担新的责任，提高了探索新岗位、新工作的兴趣，克服职业倦怠；三是培养对不同业务的管理能力，开阔管理思路和视野，提高科主任综合管理和判断决策能力，为实现职业发展的更高目标打基础。当然，轮转时各科室工作会有一段时间的不适应，但很快就显现出轮转带来的科室管理新风貌、新气象，新的管理方法、管理思路明显呈现，管理力度加大，管理效果提升。

3. 临床科室副主任到医务部、质管部等业务管理科室轮转

临床科室副主任都是从业务人员中选拔专业能力强的，但缺乏管理能力的系统培训，大都没有管理经验，对科室管理无从下手，不知道如何开展工作。鉴于这种情况，安排新选拔的副主任到医务部、质管部、疾病预防与控制科等业务管理科室轮转，为期半年，由医务部和人力资源部负责安排。临床副主任轮转职能部门目的是：一是提高管理能力和沟通协调能力；二是熟悉了行政工作的流程，提高公文写作、总结汇报、PPT制作等能力；三是在医务部负责接待投诉处理纠纷工作期间，对临床各科室容易出现医疗纠纷的质控点有了很深刻的认识，提高质量管理能力、医患沟通能力和医疗纠纷处理能力；四是在轮转过程中，与行政职能科室沟通很多，熟悉了职能科室的工作内容，可以更好地换位思考，在临床科室和职能科室之间的沟通起到了桥梁作用。通过轮转，临床科室副主任各项管理能力得到培养和提高，熟悉职能科室的管理流程，促进个人的职业发展，增加医院管理人才的储备。

4. 护理骨干到职能科室轮转

护士长轮转职能科室。护理部和人力资源部协商护士长的轮转方案。考虑护理

工作的专业性，护士长的轮转主要考虑在护理部、疾病预防与控制科和医务部。培养护士长综合管理能力和护理管理、质量控制、院内感染管理、医护沟通等方面的能力，同时，医院可以通过轮转全面了解和评价护士长的品德和能力，为护士长转岗管理科室工作打下基础，打通通道。

后备护理骨干的轮转。每年在护理骨干中选拔后备护士长 5～10 名，提前进行培养，安排去院外学习进修，院内安排去护理部轮转半年。轮转过程中可以熟悉全院的护理管理工作，对全院护理质控工作、培训工作、在职教育、公文写作能力、沟通协调能力等多方面进行培养。为护士长队伍建设储备人才。

5. 职能科室内部的岗位轮换

职能科室内部也有很多不同的岗位，每个岗位都有其不同职责和不同的工作重点，需要不同的专业知识，为了科室人员熟悉科室的全部工作环节，可以实行 2 年一轮岗。轮岗可以使员工尽快成为多面手，相互替补相互补位。如人力资源部设有招聘岗、薪酬岗、培训岗、社会保险岗、职称评审岗等，再如同样财务部内部岗位设有总账会计、工资核算会计、往来结算会计、出纳、固定资产核算会计、药品核算会计、卫生材料核算会计、基建会计、成本核算会计、预算会计、凭证制单岗位、票据管理岗位、稽核员岗位 13 个岗位，其他职能部门也同样设有不同的岗位。长期从事同一岗位腐败风险加大，且易产生职业倦怠或形成职业生涯高原，而职能科室更高职位的数量总是比追求者少得多，员工纵向的流动竞争激烈，一旦觉得自己没有晋升机会，长期在同一岗位没有其他工作挑战，便会形成职业生涯高原，影响员工的工作激情和积极性。通过科室内轮岗，一是使纵向流动困难的职能科室员工，能够顺畅的横向岗位流动，公平感知增强，工作责任转换或提升，始终面临有新的挑战，激发起员工的工作激情，保持旺盛的工作斗志。二是轮岗还可以提高员工的职业素质和业务技能，发现和培养复合型人才，使其尽早纳入后备人才培养队伍。三是可以凝聚团队力量，加强团队合作能力。四是防范腐败问题的发生，保护员工。

6.3.2　员工职位扩大化

职位扩大化是指在员工现有的职位中增加更加具有挑战性的任务或新职责。增加了工作的责任和挑战性，更好地体现自我价值。在医院职业发展管理中，主要可以采取以下几种方式。

1．兼任行政或业务职务

如医务部主任提升为副院长，骨科主任兼任医务部主任。这种情况在医院比较常见，由于人才的缺乏，有的兼任的时间会很长，但不利之处是人的精力是有限的，而且目前医院内部的管理工作压力越来越重，管理工作对于医院的重要性相比业务工作有过之而无不及。业务科主任兼任职能科室主任，往往把业务放在一个较高的位置，而不能全身心投入到管理中去。

2．兼任党务工作

根据《关于加强公立医院党的建设工作的意见》规定，"医院内设机构党支部书记应当由内设机构主要负责人担任"和"把党务工作岗位作为培养锻炼干部的重要平台，有组织、计划地安排党务人员与行政、业务工作人员之间的双向交流，增强党务干部队伍的活力"。支部建在科上，医院内部越来越多的业务科室主任或副主任兼任党支部书记或支部委员，从事党建工作，使党建工作与业务工作融合，抓党建带业务发展，党建引领业务发展。

3．安排员工完成特殊的项目或任务

在工作团队内部变换角色。例如，医院内部成立职业规划发展工作小组，某位科主任在担任副组长，承担领导责任，负责某些具体工作。再如实施专家治院制度，临床专家特别是退出行政职务的临床专家，邀请他们定期参与医院质量管理，参加相关学科建设和医院发展规划、发展战略目标制订等重大事项的讨论、决策，参与重大项目论证讨论、风险评估等工作。通过安排员工特殊项目或任务，满足其自我价值的感知，激励其工作积极性。

6.3.3　员工临时派遣任务

临时派遣指组织安排或允许某些员工到另外一个组织中从事一段时间的全日制工作。这种情况在医院非常普遍，形式多种多样，是公立医院公益性的最好体现。

往往也是促进个人职业发展的快速通道，当然，一般都是比较艰苦甚至是有一定危险的，需要个人甚至家庭的更多的付出。

1．援助计划

鉴于医院的公益性质，现在各家医院普遍都有很多的援助项目。国外援助：如援助非洲的项目已涉及包括坦桑尼亚、刚果、苏丹、几内亚等 34 个非洲国家和地区，时间一般为 1~3 年。国内援助：如援西藏、援新疆、援青海、援重庆、援甘肃等项目，时间一般为 1~3 年。

技术、管理输出：国内公立医院虽然数量众多，但水平参差不齐。近些年随着医改力度的加大，分级诊疗的要求不断深化，出现了医院集团、医联体、医共体等多种合作形式，技术输出、管理输出愈加频繁。如为了提升县级医院的业务水平和管理水平，省级大型三甲医院的临床科主任派往县级医院挂职院长或副院长。

2．应急救援

突发公共卫生事件、传染病暴发、突发自然灾害等引起人员伤害的救治、预防等临时派遣任务。如新型冠状病毒感染的肺炎发生后，医务人员驰援武汉疫情患者的救治和疫情的控制，全国多家三级公立医院都派出了医疗队。山东援鄂的医师、护士有的解决了编制问题，有的职称得到晋升、聘任，有的在医学会、医师协会的专业委员会得到兼职，待遇提高，荣誉兑现。人生价值得以体现，丰富了个人职业生涯发展历程。

临时派遣制特别是应对急难险重任务，对个人可以有力地促进职业发展，对医院可以很好地锻炼队伍。对人才培养的优势非常明显，一般人才回归单位后包括视野的开阔、管理能力、人际交往能力、沟通能力的提升比较明显。个人职称晋升、聘任、协会学会兼职等条件都会有不同程度的倾斜政策。

6.3.4　导师制

导师制原本是一种教育制度，与学分制、班建制同为三大教育模式，由来已久。早在 14 世纪，牛津大学就实行了导师制，导师制最大特点是师生关系密切，针对学生的个性差异，因材施教，指导学生的思想、学习与生活。

近些年人力资源专业将导师制作为培养员工、规划员工职业发展的重要手段。单位希望核心员工和后备干部迅速成长、新员工快速进入工作角色，而员工希望获得更大成长空间。导师制提倡分享知识与智慧，提倡通过沟通与交流提升单位的信任感与忠诚度，有利于培养后备干部和核心员工的责任感和管理水平，实现单位与员工的双赢。而在医院系统开展导师制具有得天独厚的环境，医疗技术技能的传承从古至今大部分都是手把手教，传帮带学。

医院导师制的人才培养方式，总结起来主要有 6 个方面的作用。一是导师言传身教的榜样作用，各专业导师的挑选是严格的，他们一般都是专业水平和素质品格优秀的老专家。导师制中，导师的榜样作用、言传身教的力量是独一无二的。二是导师制采用"一对一"的指导方式，特别适合解决员工职业生涯发展进程中产生的各种个性化的问题。而绝大多数人才培养项目都是短期的、针对群体的，只适合解决普适性的问题。导师制则可以针对某个学生员工在职业发展中遇到的具体问题加以解决。三是导师要帮助员工学会自己学习，还要为员工提供一些单凭个人无法获得的资源。例如，帮助他们找到能够协助他们解决相关问题的专家；获得更多的培训课程或实践机会；提高最新的医学发展前沿信息等。四是导师制不仅关注学生员工的工作、学习问题，还可以关注个人思想、生活甚至家庭问题。员工入职医院后可能面对不能很快融入科室团队、这山看着那山高、考取博士还是工作等诸多问题，导师可以轻易地了解并给予正确的指导性意见。五是隐性知识的传承，在施行过程中，从导师身上学到的往往是很难提炼的隐性知识，比如为人处世的方式、考虑问题的思路、动态解决问题的能力、艺术化的领导技巧等，而这些隐性知识对人才发展的促进作用更为显著。六是导师制还可以提高导师本身不断追求知识的自觉和业务能力，担任导师，辅导别人工作的培训过程本身就是对导师提高的过程，要辅导别人自己的知识首先要丰富。

6.3.5　多通道上升计划

作为职业生涯管理的"疏通管道"，一般来说，组织有 4 种职业生涯通道模式：传统的职业通道、行为职业通道、横向技术通道及双重职业通道。传统的职业通道是组织中向较高管理层的升迁之路，而双重职业通道主要用来解决某一领域中具有专业技能，但并不期望或者不适合正常升迁程序后调到管理部门的员工的职业发展问题。

医院实施多通道上升计划，不仅能够保证医院聘请到具有高技能的管理者，而且能够实现医院吸纳和留住具有高技能的专业技术人员。专业技术人员实行个人职业生涯发展可以不必走从管理层晋升的道路，避免了从优秀的技术专家中培养出不称职的管理者这种现象，且有助于专业技术人员在专业技术方面取得更大的成绩，保证了员工选择在适合自己的岗位上实现职业发展。

6.3.6　继任计划

继任计划，也被称为接班人计划，通常是指组织为了及时填补高层职位空缺而进行的规划，并实际填补这些高层管理类职位空缺的相关开发计划。继任计划通常会建立一个系统、规范的流程对组织内部的高潜质管理人员进行评估、培训以及开发，以确保组织中的重要高层管理职位出现空缺时很快有合格的候选人填补。继任计划能确保随时有一支优秀的后备管理人才梯队，确保管理层的连续性，缩短填补中高层管理职位空缺的周期，保持组织的健康发展。

医院实施继任计划要结合医院实际，医院实施继任计划可以包含两方面的高潜质人才，一是管理人才，二是专业技术人才。继任计划通俗一点说管理上就是"院长培养计划"专业上就是"学科带头人培养计划"，虽然医院内部不可能这样直白的表述，但一名优秀院长、一名优秀的学科带头人的成长确实都需要 10 年、20 年或更长的时间。医院内部管理梯队和专业技术梯队的建设，正是从众多优秀的管理人才和专业技术人才中，一步步培养院长的接班人、一步步培养学科建设带头人的接班人。

如何开发高潜质人才？所谓高潜质人才，是指那些被组织认定为具有一定的潜力、有可能胜任较高级别管理职位的人或可以承担医院高端专业技术高职位的专门人才。这些高素质管理员工通常需要完成的典型开发计划包括正规高教育，高层管理人员的指导和辅导，通过工作安排实现的职位轮换等。高素质专业技术员工同样需要完成开发计划，只是开发计划略有不同，包括正规高学历教育，本专业知名导师指导辅导，到国内外本专业高水平的医院或学校进修、交流、培训、学习。医院对高潜质员工的开发主要包括三个阶段。

在第一阶段，高潜质员工的筛选。一开始可能会有很大一批员工被视为具有较高的潜质，一段时间过后，通过了解、考查、考核、评价等而逐渐减少，将具有突出绩效表现的员工挑选出来。

在第二阶段，高潜质员工将获得一定的开发经验。他们必须愿意为组织做出牺牲（比如愿意参加支援项目或接受新的任务）。管理方面的高潜质员工要重点培育良好的人际关系，较强的领导才能、文字能力、语言表达能力、沟通协调能力、担当决策能力等也是评价的重点。专业技术方面的高潜质员工重点培育和评价扎实的专业知识功底、较强的操作技能、较好的创新思维方式、团队协作精神沟通和沟通协调能力等。

在第三阶段，高潜质员工必须让高层管理者看到，自己确实适合组织的文化氛围，并且具有成功代表医院所必需的个人特征。管理方面具备担任医院高层领导职务的潜力，专业技术方面具备担当解决专业技术高难度问题的潜力。在这个阶段，高层领导在开发这些高潜质员工方面要发挥积极的作用，让这些员工不仅参与医院的关键任务、核心工作或学习掌握专业技术关键环节，而且对医院文化有更深层次的理解，对医院的忠诚度绝对忠诚。高潜质员工的开发是一个缓慢的过程，可能要花 10～20 年的时间。

很多医院的继任计划一直在实施，但更多的是停留在医院高层管理者的思考中或者在一把手的规划中，真正利用职业生涯发展管理的理论指导，结合实际形成落在纸面上的继任计划并按照计划实施见效的并不太多。

（尹　鲲　王炳臣）

医疗健康行业人才培养周期长、职业风险高、专业性强、技术要求高、责任担当重，建立符合医疗健康行业特点的职业发展管理体系和激励办法，对确立医院激励导向，促进员工职业发展，调动医务人员的积极性、主动性、创造性，具有重要意义。

7.1 医院员工职业发展管理的政策支持

职业发展管理的政策支持可以按照物质层面与非物质层面进行划分。物质层面的政策比较明确，也是普遍意义上最有效和最基本的激励因素相关的薪酬政策、其他物质激励政策。最早提出将非物质激励引入系统分析的是西方管理决策学派的创始人之一，被誉为管理学大师的赫伯特·西蒙（Herbert A. Simon），他在《管理行为》中提出"组织"是由人群行为构成的，是一个协调的体系。在这种体系中，不仅包括组织，还有人、物、社会，他们之间可以相互作用，组织可以利用人的知识、技能，人也能从组织中获取满足感，称之为"组织"的诱因，这种诱因包括物质的（如工资、奖金等）和非物质的（如良好的工作环境、理想的实现、相互间的感情等）。国内学者对于员工的非物质激励的因素构成从人本角度、员工需求角度等不同方向进行了大量的研究，广泛认同的非物质激励因素包括文化激励、工作激励、情感激励、荣誉激励、认可激励、关怀激励等等。这些研究对于实践中的非物质激励措施很有借鉴意义，但具体针对医院员工的职业发展管理非物质激励政策而言，相关研究还相对比较少。

7.1.1 物质层面激励政策

物质层面激励政策主要指的是涉及员工薪酬的有关政策。职业发展的时期不同，会有不同的薪酬标准作为物质回报。医院（主要是公立医院）普遍执行事业单位统一的工资制度、工资政策和工资标准。近年来，国家深化医药卫生体制改革和事业单位分类改革的步伐不断推进，薪酬制度的政策导向逐步明确，是以增加知识价值为导向进行分配，着力体现医务人员技术劳务价值，规范收入分配秩序，调动医务人员积极性，不断提高医疗服务质量和水平为指导思想。作为事业单位，虽然大多数医院依然是按照国务院于 2014 年 4 月发布《事业单位人事管理条例》有关规定，将工资分为基本工资、绩效工资和津贴补贴三部分，但现代公立医院遵循"允许医疗卫生机构突破现行事业单位工资调控水平，允许医疗服务收入扣除成本并按规定提取各项基金后主要用于人员奖励"要求，已采取多种方式自主分配。建立主要体现岗位职责和知识价值的薪酬体系，实行以岗定责、以岗定薪、责薪相适、考核兑现。医院可以自主设立体现医疗行业特点、劳动特点和岗位价值的薪酬项目，充分发挥各项目的保障和激励作用，更加注重发挥薪酬制度的保障功能。鼓励对主要负责人实行年薪制。

1. 基本工资政策

基本工资部分，一般由岗位工资和薪级工资构成。按照管理岗位、专业技术岗位、工勤岗位区分，结合工龄、学历等因素确定岗位工资和薪级工资标准。

岗位工资。岗位工资按照医院定岗定编聘任岗位执行，一般遵循"一岗一薪，岗变薪变"的原则。初次聘任执行相应工资标准的最低级。专业技术员工岗位工资见表 7-1，管理岗位工资见表 7-2，工人类对应六个等级，分别是普通工、技术工五级至技术工一级。

表 7-1 专业技术人员岗位工资对照表

岗位	对应级别
一级	正高级
二级	
三级	
四级	
五级	副高级
六级	
七级	
八级	中级
九级	
十级	
十一级	初级
十二级	
十三级	

表 7-2 管理人员岗位工资对照表

岗位	对应级别
一级	部级正职
二级	部级副职
三级	厅级正职
四级	厅级副职
五级	处级正职
六级	处级副职
七级	科级正职
八级	科级副职
九级	科员
十级	办事员

薪级工资。薪级工资的薪级原则上由"不同级别的岗位上的具体任职年限"和"套改年限"两个信息确定。专业技术人员和管理人员设置 65 个薪级，工人设置 40 个薪级，原则上每年调涨一级薪级工资。年度考核合格者，提升一级；年度考核不合格或有其他影响薪级工资提升的情况，不予提升或予以降低。

2. 绩效工资政策

绩效工资是以员工绩效考核结果为主要依据，发放的奖励性工资。绩效工资政策是由各个医院根据自己战略目标、运营状况等实际情况制订的，各有不同。改革医院内部绩效考核办法，要以聘用合同为依据，以岗位职责完成为重点，重点要考核医疗质量、运营效率、持续发展、满意度评价等方面。以考核结果分配绩效工资。医院绩效考核和绩效工资分配要充分发扬民主，广泛征求职工意见，并由职代会通过后才能实施。要充分体现医、护、技、药、管、工勤等不同岗位的差异，兼顾不同学科之间的平衡，向关键和紧缺岗位、高风险和高强度岗位、高层次人才、业务骨干和做出突出成绩的医务人员倾斜。同时，国家政策提出严禁向科室和医务人员下达创收指标，医务人员个人薪酬不得与药品、卫生材料、检查、化验等业务收入挂钩。绩效工资政策改革应注意几个方面。

一是绩效工资要向临床一线倾斜，向风险大、技术要求高、责任重的岗位倾斜。按照医、护、技、药、管、工勤岗位类别的职责，设定不同的考核指标，根据考核结果发放绩效工资。激励员工提高工作效率和效益，体现个人能力、技术水平和职业成就感。

二是注重提高固定绩效工资所占比例。按不同岗位设定固定绩效工资，只与出勤挂钩。一方面是为充分调动医务人员工作积极性，保证基本收入，避免医务人员为获得高绩效工资收入而过度追逐收入、利润等创收指标。另一方面对于公立医院，必须树立以人民生命健康为办院方针和办院宗旨，引导员工要把人民健康放在第一位，这是确保公立医院公益性的必然要求。

三是注重与当地医保支付方式改革联动。如与医保 DRG 付费联动：医保 DRG 付费方式的初衷就是控制某一疾病总体医疗成本支出，用最优的治疗方案，用最优的药品，在合理的时间内完成诊疗工作。医院内部绩效考核与绩效工资分配政策制订中，必须充分考虑 DRG 付费方式改革的联动。还有以按病种付费为主的多元复合医保支付方式、按区域点数法总额预算和按病种分值付费等。

四是注重与国家公立医院绩效考核导向相一致。2019 年 1 月，国务院办公厅下发《关于加强三级公立医院绩效考核工作的意见》，提出进一步深化公立医院改革，推进现代医院管理制度建设。将三级公立医院绩效考核指标体系共分为三个层级：一级指标包括医疗质量、运营效率、持续发展以及满意度评价四个维度；每个一级指标下分 2 个至 4 个二级指标，二级指标一共有 14 个；三级指标一共有 55 项，其中：定量指标 50 项，定性指标 5 项。医院要在国考当中取得好成绩，内部绩效考核和绩效工资分配导向中必须充分考虑与国家绩效考核指标相融合。

3．津贴补贴政策

国家明确对医务人员的津贴补贴主要有护龄津贴、卫生防疫津贴、医疗卫生津贴和临时性工作补助等类型，还有采暖补贴、少数民族补贴等。一般要按照国家政策执行。体现医院员工的身份、社会地位，增强职业自豪感。

4．员工福利政策

各省不尽相同，山东省总工会对基层工会职工福利支出做了规定：每年节日慰问品最高不超过 2000 元，生日、结婚、生育、生病、离岗、直系亲属去世等都可发放一定慰问金，还有在单位上班就餐补贴。体现组织关怀，增加员工在医院工作的自豪感、幸福感。

7.1.2　非物质层面激励政策

对于医院员工，物质层面得到满足仅仅是一个方面，满足员工尊重、社交、自我发展等高层次需求而采用的非物质激励手段。这些激励手段更有利于激发员工的内在潜能，促使员工内心得到满足，更加积极主动地工作。非物质层面的激励包括工作认同、参与决策、团队合作、工作自由、培训提升等，常用的精神激励包括关怀激励、情感激励、兴趣激励、支持激励、成就激励、理想激励等，可以更深层次的引导员工个人发展，激发员工的积极性、主动性和创造性。

1．文化建设

打造和建立医院特有的文化氛围，潜移默化形成的组织文化，对于员工的职业发展过程中的精神追求，是极好的补充和引导。医院文化可以使每个职工都感到自己工作和行为的价值，而自我价值的实现是人的最高需求的一种满足，这种满足必将形成强大的激励。良好医院文化，会营造令人振奋的工作氛围，鼓舞员工努力工作，产生强烈的荣誉感和自豪感，用实际行动去为医院发展做贡献。

医院的文化建设由三个层次构成。一是表面层的物质文化，可称为硬文化。包括医院的建筑、设施、医疗设备、文化宣传语、标识（Logo）等。二是中间层次的制度文化，包括规章制度、工作流程、工作纪律等。三是核心层的精神文化，又称为软文化，包括医院的院训、核心价值观、行为规范、医院使命、发展目标、愿景、服务理念、办院方针等，是医院文化的核心。医院文化建设是在有效沉淀医院发展的宝贵经验过程中产生发展完善，要经过返本溯源、历史沉淀，文化积淀、凝练提升，广泛讨论、达成共识，反复培训、高度认同。才能形成员工的自觉，作为医院的员工具有强烈的荣誉感和自豪感，激励员工职业发展，积极奉献。

2. 能力提升

员工职业发展与能力提升相辅相成。要建立不同类别岗位的能力清单，提高全体干部职工的岗位胜任力，包括基本知识能力、基本技术能力、制度执行能力、质量控制能力和科技创新能力等。特别是职业发展初期的员工，有强烈的学习知识、提高能力的愿望和需求。要满足员工对知识渴望的需求，建立良好的能力提升机制和平台极其重要。一是根据岗位职责明确各岗位的能力要求，建立注重岗位需求、动态调整的能力提升清单，使员工能力提升有目标。二是建立鼓励继续教育制度。如每年完成继续教育课时，鼓励带薪读硕士读博士、进修，建立出国学习通道，支持出国深造。三是建立能力评价机制。每年对员工进行能力考核评价，指导员工职业发展需求。通过能力提升工程，提升各岗位各级人员岗位胜任力，提高思想政治素质、培育职业道德素养、更新知识结构，为职业发展打好基础。

3. 职业发展管理与员工职业生涯协调机制

医院员工职业发展管理涉及岗位类型不同，发展通道的设计应包括职称晋升、职位晋升等层面。需要建立职业发展管理与职业生涯发展协调机制，保持两者协调一致。

通过协调机制，使员工自己职业生涯规划与医院职业发展管理达成一致，满足医院战略目标需要，促进员工职业发展。是对员工很好的精神激励。

4．员工健康心理疏导

医院之间的竞争归根结底就是人才的竞争，医院的发展核心资源就是人才，健康、幸福、高效、高能的员工是单位最宝贵的财富。医院员工职业发展管理不是单纯的设计、控制，更多的应该是服务与支持。在竞争激烈、压力巨大的医疗健康行业，存在心理障碍的员工越来越多，如果缺少心理支持和疏导，许多员工的职业发展会受到影响，甚至可能导致较严重的问题。只有足够的关怀，投入足够心理疏导，才能真保证职业发展计划的顺利开展，帮助员工顺利实现职业生涯规划。

医院员工心理疏导应包含三个层次。

第一个层次是预防：该层次医院的主要任务是要发现各类影响员工心理健康的因素，发掘分析深层次原因，在现有的工作条件下将不良因素消灭或降低，达到预防的目的。特别是管理层和人力资源管理部门要及时发现问题并解决。

第二个层次是培训：医院要通过专业知识培训，帮助员工提高职业能力，增强职业竞争力和自信心；通过抗压能力培训，帮助员工提高职业的抗压能力，正确面对职业挫折甚至失败；开展心理知识培训，帮助员工提高心理素质和判断能力，提升对危机与控制的意识和能力，学会并运用自我疏导、自我解压的方法和措施疏导自己、控制自己。

第三个层次是健康心理疏导：预防和培训都是健康心理疏导的前置工作，但职业、家庭、社会中的问题和矛盾总是难免的，一旦出现就会给员工造成心理压力。医院可以根据不同情况，利用心理科或精神卫生科的专业资源，对员工开展一对一的心理辅助。管理层也更应该在日常的工作中发现员工的心理变化和问题，及时给予激励和疏导。

7.2 医院员工职业发展管理的激励办法

《辞海》对激励的解释是，激动鼓励使振作。管理学术语中，对激励的定义是组织及其个人通过设计适当的奖酬形式和工作环境，以一定的行为规范和惩罚性措施，借助信息沟通，来激发、引导、保持和规范组织及其个人的行为，以有效地实现组织及其个人目标。

激励理论的早期研究主要是针对"需要"的研究，主要探讨了什么才能激发和调动起员工工作的积极性的问题，即内容型激励理论，主要包括马斯洛的需要层次理论、赫兹伯格的双因素理论等。过程型激励理论学派的学者认为需要通过设定某些目标来影响人们的需要，进而激发人的行动，主要包括弗洛姆的期望理论、亚当斯的公平理论以及海德的归因理论等。行为改造型激励理论从当前的行为结果出发来研究是否接受激励，包括强化理论和挫折理论等。后来也演化出包括波特 - 劳勒综合及激励理论、罗宾斯综合激励理论及迪尔综合激励等的多种综合激励理论。

从激励角度，研究医院员工的需要、动机和目标等，有助于更好地建立医院职业发展管理体系政策，并确定不同的激励办法。

7.2.1　榜样激励法

我们常说榜样的力量是无穷的。榜样的重要意义体现在社会功能和个体功能两个方面。社会功能是指对人们的道德实践具有指导意义，个体功能是指榜样是个体成长的动力之一，从榜样那里可以获得个人成长的前进动力。法国社会学家塔尔德（G. Tarde）最早对模仿进行研究，1890 年出版了《模仿律》一书，他认为模仿是"基本的社会现象"，一切社会过程无非个人之间的互动。每一种人的行动都在重复某种东西，是一种模仿。榜样研究最著名的是班杜拉对儿童的攻击性行为的研究，发现自我、目标与榜样之间存在着十分复杂的关系，优秀人物形象的呈现会自动地影响个体的目标获得。榜样是激励的重要形式之一，是组织选择工作出色、能力突出、成绩优异的集体或个人，树立榜样，给予表扬和肯定，从而调动他人积极性的一种方式，利于激发人们的情绪，使人们受到鼓舞和鞭策，产生对榜样的敬佩和崇拜之情，引导人们向榜样学习并不断提高自己。

医院树立什么样的人做榜样，也代表着鼓励什么样的行为和工作方式，关系到医院价值观和医院文化的建设。事实上在医院，榜样激励是否具有意义也是由个体决定的。"医、护、药、技、管、工勤"等不同岗位员工会有不同的榜样，作为员工个体对同一榜样的闪光点认可也会不同。因此在运用榜样激励时，我们应该更多地注重员工个体实际情况，考虑员工在现实生活中的关注目标和心理活动。榜样激励给管理上带来的启示还在于，对关键岗位、关键人才的激励，是最经济也是最有效的，他们可以更好地影响和带动身边其他同事，为共同的目标而努力。医院员工的榜样激励的形式是多种多样的，主要有：

1．社会先进人物的榜样激励

2020年，全国抗击新冠肺炎疫情表彰大会上，钟南山、张伯礼、张定宇、陈薇四位杰出的医务工作者受到表彰，给全国医疗卫生行业的医务人员树立了榜样，他们白衣为甲、逆行出征，舍生忘死、挽救生命，他们是"生命至上、举国同心、舍生忘死、尊重科学、命运与共"的伟大抗疫精神的具体体现，为全国医务工作者的事业发展树立了崇高目标，是榜样激励的集中体现。

2．优秀员工的榜样激励

任何单位，都有一批技术精湛、业务出色、工作上进、道德高尚的优秀员工，他们与普通员工具有相近的工作环境、心理特征和工作经历等，而且就在自己身边，更容易引起员工的共鸣，也更容易被员工所接受。作为典型树立榜样，能起到立竿见影的激励作用。

3．上级领导的榜样激励

上级领导某种程度上代表着一种权威、一种成功、一种榜样，是大多数员工努力奋斗的目标方向，是员工心目中自己将来想要成为的人物，所以他们的一言一行、所作所为对员工的榜样激励作用是巨大而持久的。在医院中，层级最高的医院核心领导层，对员工的榜样激励作用最为明显。

7.2.2　竞赛激励法

竞赛作为一种重要的激励方法，在医院员工职业生涯管理中非常重要。无论工作还是学习，如果没有竞争，个体就容易失去斗志，变得懒散。从马斯洛需要层次理论分析，个体的需要不同激励产生的动机就有不同，需要满足的欲望进而不同。当某些个体为满足一个共同的需要而要达成某一个目标时，竞争可能就因此产生了。竞争会直接影响到需要，需要也可以引起竞争，竞赛的激励作用就不断体现。

1．竞赛的激励作用

对于医院员工而言，竞赛的激励作用主要体现在以下三个方面。

一是调动员工个人的积极性和创造性。通过各类竞赛活动、竞争机制，员工可以积极投身其中，丰富自身理论知识，并带来工作上的创新，进而创造更多价值。员工也可以在竞争中充分展现自己，激发自身潜能。

二是可以增强团队凝聚力。团队竞赛需要团结协作，共同努力，可以增强员工的集体荣誉感，增加集体认同并更好地团结同事，为了共同的工作目标齐心奋斗。能够促进集体学习，形成学习型组织，共同进步。

三是可以优化工作流程，改进工作方法。竞赛的过程就是不断发现问题和解决问题过程，是一个使竞赛项目完成流程更加优化、更加高效率的过程，工作流程和工作方法会在竞赛的过程中得到优化和改进。

2．竞赛激励法的运用注意点

一是要有明确可行的竞赛目标。医院员工想通过竞赛取得成绩而显示其才能，但不同员工不同岗位的知识机构、智力水平、心理特征等存在差异，导致竞赛水平不同。竞赛的目标要适当，让员工可以通过努力能够达成，而非遥不可及。只有能够达成，才能有动力去完成，进而发挥竞赛的激励作用。再努力也达不成的竞赛目标，是没有激励作用的。

二是要正确引导竞赛过程。无论何种竞赛，规则必须明确，过程必须公平。医院唯有创造公正公平的竞赛环境，才能形成良性的竞争氛围，才能让员工在感受到压力的同时，激发出胜出的斗志，真正达到激励的作用。

三是要做到奖罚分明。竞赛的结果必然会有输赢，要奖励优胜者，让员工的付出和努力得到回报，产生正向激励；也要惩罚或批评教育落后者，增强其自信心，激发更大的热情，争取在下一次的竞争中获得胜利。

四是竞赛要适量。医院树立和营造良好的竞赛机制，会在员工中形成相互竞争、互相促进的氛围，但如果过于频繁，也容易加重员工负担，造成紧张氛围，有损员工身心健康，反而适得其反。

近些年在医院比较流行的"品管圈"活动，通过开展竞赛，就能让各个部门和岗位人员对流程和工作进行创新改进，达到激励个体和团队持续改进的目的。

品管圈（QCC）就是由相同、相近或互补性质的工作场所的人们自动自发组成数人一圈的小圈团体（又称 QC 小组，一般 6 人左右），全体合作、集思广益，按照一定的活动程序来解决工作现场、管理、文化等方面所发生的问题及课题。它是一种比较活泼的品管形式。目的在于提高产品质量和提高工作效率。基本流程图见图 7-1。

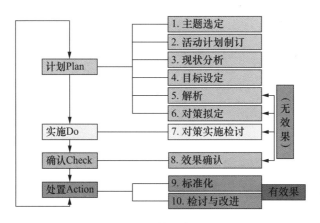

图 7-1 品管圈流程图

7.2.3 目标激励法

第二次世界大战之后，西方经济处在迫切的恢复发展阶段，需要采用新方法调动员工积极性以提高竞争能力，著名管理学家彼得·德鲁克于 1954 年提出了目标管理理论，适应了当时经济发展的要求，因此得到了很大的发展并流传甚广。目标管理在医院中也广泛应用，主要模式是根据医院总体规划和发展目标，设定一定时期内（一般为一年）医院经营活动所要达到的总目标，然后层层分解到各科室，各科室根据分解的目标任务进行落实，形成一个目标管理体系，目标完成情况作为绩效考核及评先评优的依据。美国管理学家埃德温·洛克则从目标激励的方向为目标管理机制添加了个体和群体激励的因素。

1．目标激励

目标激励，就是要把目标实现转化为需要满足，循环往复，产生源源不断的激励力。

目标，是人们的行为目的，是可以调动人的积极性的有形的、可以测量的成功标准。人们行为的发生既受外部因素的影响，又与其内在心理因素密切相关，是外部因素与内在心理因素共同作用的结果。内部需要和动机是个体行为产生的基础，是内驱力，外部因素则起着催化作用。目标设置之后，实现目标就成为人的某种需要，这种需要将驱动人的行为。一个目标实现，一种需要得到满足，继而会有新的目标，产生新的需要。目标激励机制即是在目标管理机制的基础上，加入了个体和群体激励因素演变而来的，强调目标激励对于组织战略目标实现的重要程度。目标激励在企业中开展了大量的实际应用，在医院也开始广泛应用。

2．目标激励在医院员工职业发展管理中的特征

激励作用明显。目标激励将医院发展与员工成长结合在一起，在目标的设定上充分考虑群体及个体特征，基于群体或个体的能力水平、历史表现等设定目标，因而对职工具有很强的激励作用。

可操作性强。基于医院总体目标的设置，层层分解，层层落实，一般的目标结果可以明确呈现，及时进行反馈和纠偏，具有较强的可操作性。

科学性高。目标激励有着科学的理论基础，广泛应用在各个行业和领域，是经实践证明，切实有效的管理工具。在医院员工职业发展管理中同样具有良好的效果。

3．目标激励的注意点

符合需要。即确立的职业发展目标要符合个体发展需要、符合组织发展战略需要、符合政策导向要求，并将这三种需要进行有机的结合和统一。确定个体职业发展目标需注意以下几点。

从实际出发。即确立的个体职业发展目标一定要基于员工的价值观和能力水平。

高低适当。即确立的职业发展目标要合理，目标太高非常努力也难以达成，起不到激励的作用，甚至产生负激励；目标太低，不用太多努力就可实现，也没有意义，同样起不到激励的作用。

具体明确。模糊不具体的目标，只会让员工找不到努力的方向，发挥不出激励作用。只有具体明确的目标，才便于激励人们不断努力、积累和坚持不懈。

7.2.4　关怀激励法

在医院员工职业发展管理中员工关怀可以展现领导魅力，同时可以产生强大而持久的激励作用。

1．关怀激励法

关怀激励法，又称情感激励法，是指通过一定的形式和途径，对激励客体的情感发生影响，从而使其焕发内在精神力量的过程。与有形的物质激励相比，无形的

情感关怀所产生的激励作用更为持久。特别是管理层或领导者对于员工的关心关怀关爱，可以极大调动员工的工作积极性，激发员工的工作热情。领导的工作意图和政策要求，也能在关怀员工的过程中得到更好的贯彻执行。

在医院员工管理中关怀激励主要体现在以下方式。关注员工的工作动机和工作行为，为员工职业发展创造工作条件和工作环境；鼓励员工取得的进步，信任员工，与员工诚恳交流；制订清晰的行动计划，工作任务，让员工了解医院发展目标；良好的容错机制，给员工犯错误的机会，给予帮助，而非简单的责备惩罚；对每位员工寄予厚望，提供实现职业发展的思路和方法；利用党支部、工会、妇工委、团委等将组织关怀落实好；妥善解决个人需求与医院的矛盾；倾听员工的建议，持续改进医院流程与制度。

2. 应用关怀激励法的注意点

注重满足员工合理的情感诉求。医院岗位类型比较多，上升通道不同，员工在身心发展方面的需要也多种多样，医院应该在制度和条件许可的前提下，尽量满足员工的合理要求，员工积极的情感也随之产生。

注重满足员工对"尊重"的需要。医院属于知识密集型行业，员工大多都具有较高层次的需要，更加追求赢得领导同事的认可和尊重。领导层尊重普通员工劳动成果，及时肯定工作成绩，更有利于消除隔阂，使员工产生温暖和信赖感，从而产生激励的力量。医院也要引导和启发职工的自尊意识，让员工不断自我审视、自我批评、自我提高，通过自己的努力赢得他人的尊重。

注重与员工建立理解和信任关系。要有换位思考的能力，充分理解员工。对员工的充分信任，可以减少大量的沟通成本和时间成本，并能让员工无形中受到激励和鼓舞。信任关系的建立，不仅需要正式工作的交流配合，也需要重视非正式场合的沟通。

关怀中要带有符合实际的期望。期望过高，会导致员工心理负担过重，让员工产生焦虑感，完不成任务更会有挫败感；期望过低，会导致动力不足，甚至有损自尊。要始终对员工抱有切合实际的期望，准确把握员工的实际情况，由此产生激励力。

注重与心理疏导相结合。心理疏导是解决员工心理问题、培养员工健全人格的有效方法和途径。关怀激励要注重了解员工的心理状况，提供适当的心理疏导。在实际工作中，可通过谈心谈话、民主生活会等集中解答和疏导员工在生活、情感方面所面临的问题。

（刘 义 王炳臣）

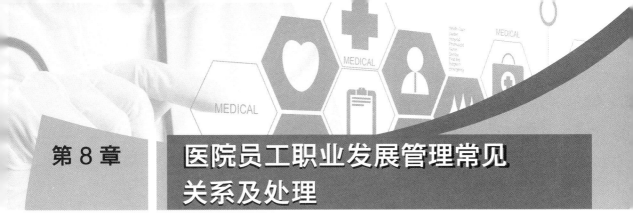

第 8 章　医院员工职业发展管理常见关系及处理

医院员工职业发展管理不是孤立的，是要与现代医院改革、发展、稳定大局协调一致，要与现代医院高质量发展的要求协调一致。因此，在进行医院员工职业发展管理时要注意处理好与其他工作的关系。

8.1　员工职业发展管理与医院发展战略

战略实际上是一个组织在面临外部的机会和威胁的情况下，为了平衡内部的优势和劣势以及维持竞争优势而制订的长期发展规划。战略管理就是一个制订战略、实施战略以及评价战略的完整过程。它的最终目的是通过使组织内部的优势和劣势与外部的机会和威胁相互协调和适应，帮助组织赢得竞争优势。

8.1.1　与医院发展战略的关系

医院的发展战略规划是否能够成功执行，主要取决于五个要素，即组织结构，工作任务设计，人员的甄选、培训与开发，薪酬系统，信息系统。而在战略执行的这五个要素中，人力资源管理对四个基本要素负有主要责任，即工作任务设计，人员的甄选、培训与开发，薪酬系统。人力资源管理还会直接影响其他两个因素，即组织结构和信息系统。

医院的发展战略规划包含医院发展的方方面面，主要有学科布局与发展、人力资源开发、基础建设规划、信息化建设规划及科研教学规划等，一个好的医院发展战略规划，可以展示出医院的未来，让员工看到希望、看到光明，激励和促进员工的职业发展，有利于医院员工职业发展管理。同样，医院员工职业发展管理做得好，员工职业目标得以实现，促进了医院员工的职业发展，也会有力地促进医院发展战略目标的实现。也就是说，医院的发展战略规划是否能够实现，与员工的职业发展管理是息息相关！

8.1.2　两者关系的处理

首先，要想使医院的战略规划得到成功执行，就必须对学科发展规划等各分项规划进行细化设计，对每个规划的发展进行评估，梳理出发展需要完成的工作任务进行归类，以形成可以由员工独立承担的各种不同工作内容。这就需要人力资源员工职业发展管理职能中的职位分析和职位设计流程来完成。其次，人力资源管理部门必须确保为医院发展战略实现配备合适的人员，这些人员要具备在战略执行过程中为完成任务所必需的知识和技能。主要通过人力资源管理中的招聘、甄选、配置、培训、开发等员工职业发展管理来实现。人力资源管理还必须帮助医院建立绩效考核及薪酬制度管理系统等一系列的人力资源管理制度，形成一种良好的考核评价与激励机制，引导员工设计个人职业生涯规划必须与医院战略目标保持一致，促使员工为医院战略的实现而努力工作；另外，通过建立各个序列的员工职业发展通道，确保员工的人力资源潜能得到尽情发挥，并转化为实际的工作效率、效能和成果。

8.2　员工职业发展管理与培训体系建设

培训是一个组织出于自身发展的需要，为方便组织成员学习和掌握与工作有关的知识和技能，促使他们形成良好的工作态度或习惯而采取的一种有计划的培养和训练活动。培训的基本目的在于让组织成员掌握培训计划所强调的知识、技能和行为，并且将这些知识、技能和行为应用到他们的日常工作活动之中。

8.2.1　与培训体系建设的关系

医院员工职业发展管理的基本要求是丰富员工的知识、提升员工职业技能和技术，提高员工综合职业素质。员工职业发展管理与培训体系建设的关系是：员工的职业发展和职业发展管理离不开培训和培训体系的不断完善，医院培训体系建设也必须以满足员工职业发展为主要目的。

8.2.2　与培训体系建设关系处理

培训体系的建立应以医院内部的组织结构特点和现有的培训内容、培训流程、培训标准为基础，通过对各类员工的职业生涯发展进行评估和设计，建立与员工职业发展管理相配套的培训体系。

当今一种全方位地将组织的各种培训与开发活动同员工的职业生涯发展紧密结合的新型培训开发理念是学习地图（Learning Mapa），又称学习路径图，是指以员工个人的职业能力发展和职业进步为核心的，有计划的、综合性的一系列学习活动。它使组织的培训与开发活动更加可预期、有计划、高效率。它不仅能够缩短员工获得职业成长所需的时间，而且能够更好地调动各级管理者尤其是员工本人参加各项培训与开发活动的积极性和主动性，促使员工以职业发展为目标、以能力提升为导向建构个人学习发展计划，主动安排自己的学习进程。

学习地图通常有三个重要构成要素：一是职业发展通道或职业发展路径，即组织首先要对新员工进入组织之后的学习成长路径做出完整、系统的规划。二是胜任素质模型，即将胜任素质模型的概念真正落实到员工具体所在的职业发展阶段及其实际需要承担的工作职责和工作任务上，将员工在职业发展的每个阶段或每个阶梯上需要具体掌握的知识、技能、能力等完整地细化出来，为员工提供一个清晰的未来培训和开发的预期。三是各种培训开发活动，根据员工的不同职业发展路径设计出来的一系列胜任素质要求，通过各种培训开发活动来转化成为员工的一种能力。

由于医疗健康知识、技术更新速度很快，日新月异，现代医院管理需要不断创新，所以医院员工的培训是贯穿员工职业生涯全部阶段的，医院员工要终生处于学习的状态，因此，医院员工的职业发展管理与员工培训工作管理相辅相成，相互促进，共同发展和不断完善。

8.3　员工职业发展管理与人才梯队建设

人才梯队建设的目的在于增强组织的核心竞争力。人才梯队建设就是依据组织所需的核心人才和有发展潜力的后备人才在组织内部职业生涯发展规划的各个阶段，构建系统的人才体系。医院员工职业发展管理的过程，就是人才梯队建设的过程，医院员工职业生涯规划落实的好，员工职业发展就好，医院就能建设一支梯队结构合理、后备人才储备充足的人才队伍，为医院战略目标的实现储备人才。

完善的人才梯队建设一般包括四个方面的内容，即人才标准、人才选拔、人才培养和人才评估。

8.3.1　人才标准

建立人才标准一般可以采取两种方法，即岗位分析法和人才群体分析法。

岗位分析法是对医院内部各类岗位的性质、任务、职责、劳动条件和环境，以及员工承担本岗位任务应具备的资格条件所进行的系统分析与研究，并由此制订岗位规范、工作说明书等人力资源管理文件的方法。

人才群体分析法是按照人才的群体来划分，主要分为以下几类：一是高端人才。学科带头人或高级管理人员，这类人才数量的多少代表了医院核心竞争力的大小。二是潜在人才。这类人才是医院的后备力量，是科室的骨干，不仅可以稳定医院当前业务的发展，而且可以支持医院未来战略目标的实现。因此，医院应该高度重视潜在人才的储备和培养，为他们提供富有挑战性的工作岗位、发展空间和快速提升的职业发展通道。三是新员工中的优秀人才。这类人才处于职业生涯初期，刚入职场，是一张白纸，比较容易塑造。只要新员工具备良好的知识基础和发展潜力，能够认同医院文化并愿意为医院发展长期服务，都可以纳入新人库。

8.3.2　人才选拔

人才标准建立以后，医院可以根据各岗位的胜任素质标准对人员进行选拔。现在用得比较多的是绩效考核和胜任能力素质模型。绩效考核主要对员工的业绩指标进行考核，而胜任能力素质模型是根据各个岗位需要的知识、技能和素质来建立的。

对于核心人才的选拔，医院一般采用"内部培养和晋升、外部引进"的方式；对于核心人才的培养，医院一般采用"重点人才重点培养、核心人才长期培养、紧缺人才尽快培养"的方式。

8.3.3　人才培养

人才培养就是对医院选拔出来的核心人才、关键岗位人才和后备人才进行有计划的培育和培养。医院应根据不同类别层级的人才采用不同的培训方式。见表 8-1。

表 8-1　不同类别人才的培训方式

培训层级	培训方式
新员工	集中授课、参观、拓展训练
后备人才	规范化培训、上级医院进修、网上学习、参加学术会议
科主任	集中学习、国外进修、参加学术会议、轮岗培训、管理培训
中高层	交流、出国考察、导师制、管理类培训
决策层	国内 / 国际考察交流、参加各种论坛、管理类培训

8.3.4　人才评估

医院需要对人才培养的效果进行有效的评估，评估的内容主要包括两个方面：一是根据医院的阶段发展需求和发展战略调整的方向，评估人才梯队对医院发展的支持力度，满足医院发展需求的适宜度，并适时做出调整。二是员工的知识、技能、素质和业绩进行综合评估，明确现有人力资源状况，将合适的人放在合适的岗位上，做到人岗相宜。从六个方面对员工综合评估：资质，是经过培训或考核，基本能力是否得以提高，是否获得某种证书或评价为某种级别，最终满足专业需要的资质要求；能力，主要考查员工的职业胜任能力，如知识、技能、技术操作水平等；核心能力，包括员工的敬业精神、团队合作能力、危机处理能力、压力承受能力、沟通技巧、谈判技巧等；业绩考核，定期对员工在工作中表现进行绩效考核等；职业价值观、态度和职业动机评估等；沟通反馈，与员工沟通，倾听员工的意见和建议，更重要的是了解员工的日常工作行为。

8.4　员工职业发展管理与人力资本投资

人力资本的概念是将人力即人的劳动能力储备也视为一种资本，它是体现在劳动者身上的资本，是作为一种特殊的生产性资本储备蕴含于人身上的各种知识、技能、经验以及健康等的存量综合。人力资本的价值则取决于其内含的知识、技能、经验以及健康等在劳动力市场上所能够得到的报酬总量。而人力资本投资的意义就是指劳动者在接受正规教育、在职培训的同时，不仅需要直接付出一部分成本，而且要放弃一部分不从事这些活动所能够获得的工作收入。人力资本投资的利益发生在未来，并且这些投资会在相当一段时期内持续不断地带来利益，但是投资的成本则产生在当前。因此，人力资本投资可以被定义为任何能够用来提高人的生产能力从而提高人在劳动力市场上的收益能力的初始性投资。

而医院对组织内部员工的职业发展管理就是为了提高员工的职业能力而设计的一系列有利于员工成长的措施，其实就是对员工的人力资本投资。

员工在进入医院后，除了自己继续参加学历教育、成人教育或各种培训外，还可以参加另一种非常重要的人力资本投资方式——医院组织安排的在职培训。经济学家一般讲在职培训分为两大类：一类是一般在职培训，另一类是特殊在职培训。一般培训和特殊培训的区别在于，员工通过在职培训所学到的技能和经验对于向他们提供培训的雇主之外的其他组织是否同样有价值。一般培训使劳动者能够获得对于很多组织都有价值的人力资本；而特殊培训只是使劳动者在提供培训的组织中工作时的生产率有所提高。但是，医院对员工的在职培训几乎都是在其他医院同样有价值的培训。

因此，医院在选择培训的性质时，要充分考虑医院的培训需求，根据医院的学科发展战略规划及其在长期和中短期需要达到的目标，结合员工的职业发展阶段和职业发展通道，确定培训的时机、采取的培训内容和形式，最大限度地提升医院的人力资本投资收益。

8.5 员工职业发展管理与薪酬体系建设

进入当今时代，知识爆炸，物质丰富，员工职业竞争更加激烈，员工流动性增加，失业和再就业成为普遍，衡量员工职业生涯成功的标准有了新变化。在过去，衡量职业生涯成功的标准往往是薪酬、职务晋升、职业地位等外在的、客观性指标。由于现代组织的扁平化，管理层级和职位减少，升职和职位级别提升已成为大多数人的心理障碍，组织国际化进程加快，许多组织加入国际激烈的竞争，为应对竞争，组织减薪、裁员成为常态，导致用职位提升、薪酬水平衡量职业发展成功遇到了困难。能否保住现有的职位、不被组织裁掉，或者再就业的难易程度也成为员工职业生涯成功的重要指标。

医疗健康职业的特征之一是环境稳定，尤其是中国的公立医院，虽然也面临发展的压力和医院间的竞争，但总的大环境是稳定的，还是保持较好发展势头，人才特别是核心人才是稳定的，具有医院核心竞争力的高端人才还是缺乏的、不足的，再就业的机会很多。薪酬待遇仍然是医院员工职业生涯成功的最重要标志。所以，一个好的薪酬制度设计，可以实现多劳多得、优劳优得，能够充分发挥激励作用，调动医院员工的工作积极性，促进员工的职业生涯规划的实现。而一个与职业发展管理不匹配的薪酬制度，实现不了优劳优得，体现不了贡献与薪酬适宜的关系，必然会降低员工职业发展成就感，甚至感受不到成功的自豪，影响员工对医院的忠诚度，造成人才流失。

要处理好两者的关系，作为医院就要建立员工职业发展管理与医院薪酬制度建设相匹配关系，做好制度设计和机制建设。达到员工在职业发展上每前进一步，薪酬待遇就会相应提高一步。反之，医院员工要想获得更高的薪酬，就必须加强自身知识、技能培训，提升自己的职业素质和职业能力，忠诚于医院，努力实现自己的职业目标，同时，更好地为医院发展多做贡献。

（尹　鲲）

第 9 章

医院员工职业发展管理存在的问题及对策

医务人员是医院员工最主要组成部分，员工工作的专业性极强，医疗健康服务又有其固有的特性，如个性化、不可重复性、人文性等，这些职业特征决定了医务人员职业强度高、压力大、风险大，员工职业发展缓慢。据调查医务人员对职业的忠诚远远大于对医院的忠诚，加之医院之间人才竞争激烈。导致医务人员对医院的忠诚度较低，这是医院员工较为普遍的问题。因此，与企业的员工职业发展管理比较，医院员工职业发展管理更复杂，面对员工的问题也更多。要做好医院员工职业发展管理，就必须直面问题，用有效的对策解决问题。

9.1 员工职业生涯各阶段问题与对策

参考格林豪斯的职业生涯发展阶段理论，可以依照年龄段把医院工作人员分为职业生涯早期、职业生涯中期、职业生涯晚期三个阶段来分类管理，在不同的阶段，员工所面临的职业生涯发展任务和目的也不同，因此，组织在进行职业生涯管理时，应该针对员工不同阶段经常出现的问题制订有针对性的管理措施和策略加以干预。

9.1.1 员工职业生涯早期主要问题及对策

职业生涯早期主要是指从进入职业前的职业选择、职业培训到进入组织的这一段时期，这一阶段一般 20~30 岁。在这一阶段有本阶段职业生涯的特点和问题。

1. 职业生涯早期的特点

从员工的个人特征来看。首先，员工积极向上，进取心强；其次，具有远大的职业理想和抱负，具有做出一番大事业的心理预期；最后，员工逐步开始恋爱、结婚，组建家庭，逐步学习处理家庭关系，承担家庭责任。

从社会自由人向组织社会人的转化。进入医院的初期，医院会向员工灌输医院所期望的工作态度、言行规范、价值观、行为模式和医院文化。医院会创造条件和氛围，使员工适应医院工作环境，学会如何在医院中工作，如何接受医院文化并尽快融入其中。

从职业发展管理来看。员工在进入医院后，开始接触知识、技能、文化，并逐步积累。其角色是新手、学徒、见习、熟悉，适应，培养兴趣，因为缺乏经验，还需要进行职业探索。如果自我感觉适合医院发展需求、医院平台适合个人职业发展，会继续留下学习和工作；如果不合适，还会选择调整和变更工作岗位甚至变更职业。

2．职业生涯早期常见的主要问题

理想与现实的差距。在一个人的职业生涯中，初次进入医院的时候是最希望得到组织的关爱和重视的时期，很多都是第一次，第一份工作，第一个上级，第一个工作任务，怎样与上级和同事相处。对于新员工来说，他们最初的期望与第一次到单位的现实，个人的能力和单位需要的匹配，或是工作环境、宿舍、食堂、薪酬待遇等，都有可能面临巨大的落差甚至失望。

直接上级对待新员工的态度。新员工刚刚进入医院，对医院和科室都不了解，科主任和科室人员对新员工也不了解，科主任很难很快产生信任并委以重任，最初交给他的往往是过于容易或很乏味的工作，但如果数月、一年甚至更长时间都对新员工不信任，新员工的工作积极性就会大大受挫。有的科主任日常工作很忙，如果不安排新员工的带教老师或忽视新员工，也会对新员工的工作体验带来不良体验或不良冲击。

科室氛围的融洽程度。年龄和时代的差别，代沟在新老员工之间不可避免的。有的老员工认为新员工好高骛远、书生气浓、经验不足又不虚心请教；还有的老员工感觉新人是个威胁，学历高、学东西快；而新员工也认为有的老员工倚老卖老，挑剔，带教不认真等。这些都会使员工直接面对和感受到不良的科室文化，而对医院、科室、专业丧失希望和热情，或伤心离去，或不思进取。

3．对策

员工的职业生涯早期，是任何一个组织包括医院都需要将新员工职业生涯的起步和发展情况加以重点考虑的时期，可以采取以下措施进行干预。

上级尤其是直接上级领导对新员工的关爱。为了让新员工尽快熟悉工作，上级尤其是直接上级领导应该关心下属，了解下属的优点和不足，有针对性地进行辅导，帮助下属取得好的工作成绩。将每月与新员工的谈话作为对直接上级领导的责任进行考核。通过谈心谈话，了解新员工工作、生活、家庭及职业生涯规划设计等可能存在的问题，热心的帮助解决，让员工更快地融入集体。

通过绩效反馈帮助新员工确立职业发展目标。通过对员工的绩效考核评价、岗位上的表现，尤其是持久的表现，并适当结合员工工作以外的其他特点，比如集体活动、工会文体娱乐、人际关系等，直接领导要和员工一起谈话、与员工沟通和讨论协商，再次深入了解员工的优势、劣势，对员工的职业类别、职业发展管理体系内容和发展通道进行综合考虑，协助员工建立正确的职业发展方向，对职业生涯的"长期""中期""短期"的目标与实施内容进行规划。

支持员工的职业探索。新员工的自我认识是一个不断探索的过程。如临床医学生大学毕业后，其专业所需的能力可能只是其所拥有的众多能力之一。比如医学生毕业后，院内可以去当医师、当老师、进医学杂志社、医学研究、医院管理等，院外可以做公务员、保险专员……为了使工作岗位更加适合员工，医院应该提供医院内各种职位空缺，让感兴趣的员工都有机会参与这些职位的竞争，从而发现员工的潜力。

9.1.2　员工职业生涯中期主要问题及对策

员工职业生涯中期阶段是一个持续时间长、有丰富变化的时期，既有可能获得职业生涯成功，又有可能出现职业转换或出现职业生涯危机。职业生涯中期时间跨度相对较长，一般是从 30～50 岁，也是人的生命周期中是最美好的时光，年轻力壮，精力充沛，还与家庭生命周期中从 28 岁左右开始到贯穿人的后半生重叠进行。是个人人生生命周期的美好时光、家庭生命周期的繁杂时光、职业生涯生命周期的发展时光三期重叠阶段，个人的三个生命周期既相互促进，又相互制约。也正是个人职业发展积极向上，干劲十足，并逐渐达到顶峰的时期，同时也是家庭关系复杂，家庭任务最繁重的时期。

1. 职业生涯中期的特点

在职业生涯中期，30 岁左右，人的精力比较旺盛，职业发展处于上升时期；40 岁左右，职业发展达到较高位置，智力、体力、经验都达到高峰；50 岁左右，如果还没有达到职业发展的顶峰，可能精力就会跟不上了，对成功的渴望也没有那么强烈了。在这个阶段，每个人的职业发展情况和能力状况千差万别，但也存在着职业生涯中期固有的一些特征，主要表现如下。

工作能力、工作经验逐步提升，得到各方的认可，称为组织的中流砥柱和骨干力量。

具备处理人际关系的能力，与团队沟通协调较好。

价值观成熟，绝大多数人事业有成，具备一定的社会地位，自我价值体现明显。职业生涯中期的职业发展轨迹呈倒"U"形曲线，职业顶峰多出现在中间段，跨过职业高峰后，职业轨迹呈现下降趋势。事业成功的人其曲线峰高，峰顶平而长；事业昙花一现的人，轨迹像山峰；事业发展平平的人，曲线低而平缓。

2．职业生涯中期的主要问题

职业生涯中期面临诸多问题，主要表现在以下几个方面。

怀才不遇。在一家单位工作十几年了，没有找到自己的职业锚，不被组织认同，自己对自己也越来越缺乏信心。出现这种情况，往往有两种选择：一是放弃医院工作职位，另谋高就；二是对工作本身失去兴趣，当一天和尚撞一天钟，更多的精力关注工作之外的事情和自己的家庭。

现实与职业理想越走越远。许多人在职业生涯中期陷入一种困惑，认为其现实职业发展同早期的职业目标、职业理想不一致，认为自己入错了行。可能有两种情况出现：一是虽然从事自己理想的工作，但职业发展的不理想，没有取得所期望的成就，员工往往会心灰意冷，失望、郁闷，丧失信心和工作热情。二是确实不是自己理想的工作，工作时间越长，越希望干自己想干的事情，这种情况员工会感到无奈，或平庸走完自己的职业生涯，或重新设计职业方向，重新选择但会受到很多的牵绊和阻碍。

职业生涯发展出现急剧变化或挫折。在职业生涯中期，特别是人到中年以后，每个人可能都会碰到各种各样的问题，如子女的教育、家庭的变故、身体的疾病、工作中碰到的重大挫折，各种矛盾和心理的变化等，职业生涯出现急剧的变化和滑坡，短时间内恢复不到原有的状态和工作热情，职业生涯面临提前进入后期的情况。

3．对策

如上所述，职业生涯中期是员工职业生涯中最重要、时间最长的阶段，医院一定要有针对性地对处于这个阶段的员工进行辅导、帮助和管理。主要对策如下。

直接领导主动沟通辅导。员工在职业生涯中期也是人生的中年时期，当职业生涯发展不顺利时，特别是受到挫败时，往往因自尊心而不主动与他人沟通。直接领导的主动沟通，了解其职业发展难点、家庭、健康等情况，辅导其职业生涯再规划，解决规划实施过程中的问题，进行心理辅导，激励其职业生涯发展激情，帮助其从挫败中走出来，重新回到职业发展的正确通道上来。

提供更多样化的职业发展通道。任何一个组织或单位，如果人员没有流动或变化，就会像一潭死水，没有活力。有计划地变换工作部门，赋予新的职责，有利于激发员工创造力和工作潜力。比如临床医学在职业生涯中期，已经晋升为主治医师或科室副主任，可以安排去职能部门轮转，锻炼其与职能部门沟通协调能力和管理能力，为今后选择专业通道或管理通道打下基础。

创造员工实现职业发展目标的条件和机会。职业生涯中期，许多员工都面临一些挫败的经验，在职业生涯初期设置的目标，有的看来是离得越来越远不可能实现了。医院应该及时发现员工在职业发展中碰到的问题和困惑，鼓励员工积极进行职业探索，给员工提供适合自身发展的机会，提供更多培训机会如国内大医院的进修、国外访学等，提供更多的职业发展信息，拓宽渠道，使员工增强对职业变化的适应性，努力实现近期职业发展目标，以鼓励其增强自信心。

协助员工正确处理工作与家庭之间的矛盾。工作和家庭生活依存对组织中的个体有非常重要的影响，并最终对组织本身产生影响。如医疗机构医务工作者的工作非常繁忙，加班加点是正常现象，如果单职工在医院，妻子或丈夫不理解这种工作性质，会产生矛盾；如果双职工都在医院，照料老人、孩子的问题也会非常棘手。针对问题，医院应该有意识地采取一些政策和措施，以减轻员工的家庭负担，帮助员工平衡工作与家庭的责任。如建立托幼机构，暑期举办托管班，双职工如果一方确实很忙且是科室核心主力，那对另一方可以适当进行岗位调整，使另一方可以更多更方便地照顾家庭，减缓工作与家庭生活之间的矛盾。

9.1.3 员工职业生涯后期主要问题及对策

职业生涯后期一般划定为退休前 5～10 年的时间，在年龄上一般是 50～60 岁。

1. 职业生涯后期的特点

年龄 50 岁及以上，家庭生活稳定，大多数人的事业发展已经达到顶点，很受人尊重和敬佩，但体力、学习能力、适应能力、创造力等开始减弱。虽然医学专家越老越有经验，也越受人尊重，但更多的是发挥指导、带教、解决疑难问题的作用，科室的主力还是中青年专家，导致安全感在下降。

2．职业生涯后期的主要问题

处在职业生涯后期的员工，由于其职业能力和身心条件的变化，容易出现如下一系列问题。

进取心、竞争力和体力明显下降。处于职业生涯后期的员工，体能和精力不可避免地衰退，学习能力及整体工作能力呈下降趋势，知识、技能明显老化，竞争能力逐渐减弱以至丧失。

不安全感增加。在职业生涯后期，逐渐从职业舞台的中间向后台转移，权力与责任逐渐削弱，核心地位、骨干作用逐渐丧失，个人对于这些的不适应感逐步增强。对于退休后的生活有憧憬有期待，但也充满不安，不知道应该如何去面对和适应，很容易产生空虚感、失落感和不安全感。

疾病增多或空巢，萌生提前退出工作岗位的想法。员工在职业生涯后期，家庭稳定了，但子女在外地或国外读书或工作，造成空巢，产生了对家庭的依赖感。随着身体机能衰退和老化，疾病会显著增加，女同志还有更年期的各种症状不同程度地出现，身体的不适，对工作产生较大影响，甚至希望尽快离开工作岗位，步入退休的生活。

3．对策

对处于职业生涯后期的员工，如果管理得好，可以使这些老同志成为单位的一笔财富；如果管理不好，会导致很多冲突，增加许多矛盾，影响组织的工作。对于医院员工职业生涯后期的问题，可以采取以下对策。

积极挽留，发挥经验优势。在医疗健康机构，老专家都是宝贵的财富，他们经验丰富、技能娴熟，对专业发展和科室发展都会起到很多好的指导作用，对年轻人带教，担当良师的角色。有的医疗机构，退休临床专家的只要身体许可，门诊可以一直开诊，有的专家甚至八九十岁还坚持每周看门诊。即可充分利用老专家的经验，以老带新，传授经验、技术和技能。另一方面体现老专家的价值，减轻其不安全感，增强其职业自豪感。

理解和尊重处于职业生涯后期的员工。一个组织的发展，靠的是一代又一代员工，过去他们为了组织的发展全心全意工作，甘于奉献自己的一生，而在职业生涯后期，组织和社会应该给予他们充分的理解和关心，保障老员工的利益。医院更是这样，考虑到老员工的身体状态和岗位的不适应性，可以适当地进行调整岗位，减少或调整作息时间，让老员工感受到医院对他们的关怀和尊重。

提前做好新老接替工作。医院年底要有计划地通知科室主任，下一年科室即将退休的人员，科室可以尽早进行岗位的接替和带教，帮助即将退休人员与接替者做好具体的交接工作，确保工作的正常进行，也是给老员工一个从职业到退休生活的缓冲和适应时间。

9.1.4 职业高原期的问题与应对策略

医院的医务人员培养周期长，职称晋升是职业发展主要通道，但晋升到上一级需要 5 年。管理人员晋升途径不畅通，因此，职业高原是难以避免的。

1．职业高原问题

在职业发展阶段的中后期，医院员工开始进入职业高原期，这一阶段主要表现为职称或职务晋升停滞。职业高原的产生由多方面的原因，可以概要为两个方面，一是个人因素，即员工缺少组织发展需要的要素，因不能满足组织需要而形成的职业高原；二是组织内缺少员工发展所需的机会，因组织无法满足员工个体职业发展需要形成的职业高原。两种因素均能对员工的职业规划和职业发展产生影响，进而影响员工在组织中的去留。

2．对策

职业高原期的应对可以从个人和组织两个方面着手，从而实现进入高原而不在高原的状态。

成立或者通过专业的咨询机构对员工进行职业疏导和培训，防止及减少员工达到职业高原的比例。对面临职业高原期的员工进行疏导和培训，提升员工个人能力的同时，认可个人在医院中的价值，提高员工的组织承诺，减少因职业高原造成的人员流失。

进行岗位再设计，工作轮换、工作丰富化，提高工作的难度和挑战性。工作再设计，使工作具有更大的灵活性，可以提高工作的挑战性和难度，让员工在个人能力上得到挑战，从而激发员工的斗志，不断进行自我提升和实现工作的成就感，进而改变职业高原期消极状态，实现个人能力的提升满足对自我实现的需要和价值感。

营造良好的职业文化。良好的职业文化氛围有助于员工建立良好的职业态度，增强凝聚力和使命感。处于职业高原期时会受积极文化氛围的影响，积极与科室或医院领导沟通，感受到组织温暖，提高自我价值的认同感，增强对工作的热情。培育自身对医疗健康职业的认同和神圣感，每挽救一个生命就是自身价值最高体现。

9.2　员工人际关系问题及处理方法

员工的职业发展过程就是员工职业生涯规划有效实施的过程，这个过程中，最难处理的就是人际关系，人是一切工作、生产、生活活动的主体，离开"人"的关系一切均为未然。最常见的问题是每个人的预期不同、想法不同、需求不同，要求别人与要求自己不同。如上级角色的预期是希望你向他汇报，同事角色的预期是希望你与他分享，下属角色的预期是希望得到你的指示，因此，不同角色意味着不同类型的人际关系的处理。不同职位、不同特征、不同性格的人需要不同的沟通交流方式。正确处理好人际关系可以促进职业发展。介绍几种常见的人际关系处理。

与上级角色的关系处理。管理沟通的意义在于管理人员必须不断去寻找下属所需求的，以及探查下属对其本身工作与组织所具有的看法，然后还要使下属知晓单位组织正在进行哪些活动，并让下属参与管理的决策过程。

管理上的关系处理。就是上级与下属不断回旋的过程，权威主义或单向主义沟通的管理人员，很少试图从事任何努力，使得下属们在管理活动上，占据相当重要的地位，以共同完成某些事务或持有相同的信念。真正正确的管理，必须考虑到下属及上级之间维持良好的关系的重要性，从训话教育转向倾听下属的意见，进行双向沟通。

身居管理职位的人都知道处理好与下属的关系是自己工作的主要任务，但是由于人们常常对企业内错综复杂的环境缺乏充分认识。没有管理工作经验或者管理经验不多的人，常把自己与部下的关系理解成横向关系，唯一不同之处在于你对其他各方有常规管理权，事实上处理与下属的关系的难度不亚于管理自己管辖范围以外的各种关系，只是困难的性质略有不同，管理者对关键下属的依赖远远大于对自己管辖范围以外的任何人的依赖。管理者在很大程度上依赖的是一个错综复杂的关系网，下属之间这种纵横交错的关系，给领导工作带来一个新的、特殊的挑战。

作为一名上级，面对员工考核不称职时，采取的第一个行动就是同这个员工交流，引导他采取哪些具体的办法可以改进工作，提出建议并规定一个合理的期限，这样对于双方关系的处理，是非常有好处的。

同事角色的关系处理。如何更好地把握职场中同事间的心理距离，构建和谐的同事关系是同事角色关系处理的核心。人们因彼此尊重而给对方适当的空间和时间，同事间既不必过分亲密也不要过于疏离，过于亲密了不利于工作的开展，疏离了又显得没有人情味。对同事的工作能力充分肯定与认可是保持良好关系的前提，同事关系既是合作关系也是竞争关系。

要注意的是沟通中要真实坦诚，就事论事，切不可泛化矛盾，只要彼此态度真诚，就能大事化小，小事化了，和谐的同事关系就很自然建立起来了。

9.3 员工工作与家庭生活之间问题及对策

作为医务工作人员，除了守护患者健康，还要守护家人，在繁忙的工作、沉重的责任面前，如何平衡工作与家庭？是个值得探究的问题，也是较为现实的问题。工作和家庭生活之间的问题主要是两者。如何平衡问题。有时候，打理事业或学业和个人生活会令人忙得不可开交。大多数成年人很可能不得不承认，他们的学业或工作侵扰了个人关系或家庭生活，而反过来，个人关系或家庭生活也对学业或工作造成了干扰。如果能在工作与个人生活之间取得平衡，做事效率会更高。虽然平衡两者不容易，但并非不可能，你必须仔细规划，认真准备。

医务人员的工作与家庭生活的平衡主要表现在时间平衡、压力平衡及发展平台的平衡。

首先，医务人员除了在单位担任重要的角色外，在家庭也担任了父母、子女、兄弟姐妹等多重家庭角色。临床医务人员在工作中，上班时间周期太长，甚至长期值夜班而根本毫无时间投入到家庭中，此时根据个人工作特点及家庭需要去合理安排时间，做好其中的平衡，明确工作发展和家庭需求的优先次序。

其次，临床工作会致使医务人员长期处在紧张、焦虑和疲惫的状态，尤其当前的医疗环境造成了社会对医护职业的不认可，最终让许多的医务人员处于极其被动的状态，压力随之而来并带回家庭关系中，在家中无法承担家务及家庭的各项需要，此时应发挥工、青、妇部门的作用，针对性地进行家庭帮扶，并解决员工家庭的困难，让家庭多支持工作，同时建立一些缓解家庭压力的机构及场所，例如幼儿看护机构或老人康乐中心，营造和睦的家庭生活。

最后，因为医务人员这一职业的性质，一旦选择了这个职业，医务人员就需要面临来自学历、职称、职务等不同方面的选择，如何迈向更高的发展平台，是当前许多医务人员必须面对的选择，大量的精力投入让他们疲惫不堪，而放弃照顾家庭往往成为大多数人的状态，以牺牲个人生活及家庭甚至透支身体为代价，同时更被推向道德的制高点，此时妥善分配学习、生活的时间，主动与家人沟通尤为重要，有计划的规划自己的职业发展通道，合理明确自己的定位，不能盲目追求更高职业发展目标。

9.4　员工心理健康问题及辅导干预

保持身心健康，要做到积极进取、家庭和睦、知足常乐、宽容大度、端庄整洁、心态年轻。

9.4.1　心理健康问题

对于医护人员的心理状况，做了一个问卷调查，目的是了解医护人员对影响心理健康的主要因素感受度，见表 9-1。

表 9-1　医护人员心理健康不力因素调查

心理健康影响因素	医师（%）	护士（%）
休息时间不足	44.7	56.2
饮食不规律	70.5	30.8
超负荷工作	38.5	68.2
患者纠纷带来的压力	48.1	34.5
职称、职务晋升压力	46.8	17.9
收入待遇低	29.5	51.0
媒体舆论压力	24.8	27.1

医疗工作的服务对象有着极大的特殊性，除了面对患者的伤痛和治疗，还要面对患者家属的心理抚平和交涉，这就意味着这部分人群既要有极强的专业技术，又要有极致的耐心，在以上调查中，选取了不同医院的533医务人员（其中医师298名，护士235名）做了调查，结果超负荷工作、饮食不规律已成常态，对于医务工作者的身心健康造成了极不利的影响，近年来，医师因工作压力大、超负荷工作而猝死的案例屡见不鲜。政府部门及医院管理者进行有效的干预，进而减少这种不良事件的发生，是当前需要考虑和落实的。

医师，这一涉及负面情绪多、压力大的群体，其心理健康干预的空白亟待填补。以抑郁症为例，很多患者的特点就是对外表现一切正常，"他们通常以意志力与自律性控制自己的情绪与行为示人，却在独处时崩溃、发泄"。医师本人与医院都需要加强防治意识，将压力管理的预警系统构建起来。

9.4.2　心理干预

心理干预一般分为三个阶段：健康促进、预防性干预及心理治疗。

健康促进是面对普通医护人群，目标是促进心理健康和幸福感。第一，实行弹性的工作时间，根据患者病情变化而实行治疗，并合理安排轮班时间，给予医务人员充裕的休息时间。第二，医院在预防和减少医患纠纷方面有前瞻性，并成立医患办公室，专项处理纠纷，防范过激行为，有效保障医师人身安全。第三，自身职称、职务晋升方面，为医护人员量身定制职业发展规划，建立完善的培训、培养机制，鼓励个人发展的进步，达到心理期望的改善。第四，提前发现医护人员的心理弱项，根据市场经济的发展，调整诊疗价格，提高医疗技术服务的标准，体现医护人员的工作价值，对于绩效分配达到客观公平，使收入与付出价值对等，调动医护人员的工作积极性，使医护人员充分得到尊重和经济保障。第五，对于医护人员的家庭，适当给予照顾和投入，开展多元关怀，如开设幼托机构或组织老人群体活动，使得医护人员没有家庭的后顾之忧。

预防性干预是针对心理疾病的高危医护人群，目标是减少发生心理障碍的危险性。首先，甄别这一人群，并调整岗位，让其处于一个相对舒适的工作环境中，努力改变并回归正常状态。其次，多方位进行开导解惑，让其坦然面对并正确的认知自己，多与其沟通，激励积极向上。最后，预防性干预的措施，并不是一个简单知识的反复重复运用，而是需要全面、准确的心理学知识，用多维度的思考方式运作实施，不要对自我进行否定。

心理治疗是针对需要心理治疗的患者人群，目标是减轻障碍，关于这类群体，则需要采取专业的治疗方式，由专业的心理治疗师进行治疗。

9.4.3　常见的心理疾病

医护群体有特殊性，作为有医学理论知识和技能的患者，其心理防线更高，伪装性也更强，要让他们敞开心扉，面对自己的身心状况，坦然接受治疗，是非常艰难的事情。在医院这个组织下，通常人事部门、医务部、护理部等医护主管部门承担医护群体心理疾病的排解，也可由医院的精神卫生科医师或心理治疗师辅助治疗。不断的引导他们学会面对失败和挫折，及时调整好自己的心态。

常见的心理疾病表现如下。

躯体化障碍：经常有躯体不适的感觉，常有头晕、头胀、紧绷等症状；胃部不适较多，食欲不振、嗳气、胃胀；经常有心慌、心跳快，有时感到胸闷、呼吸急促，常有疲乏、虚弱感觉。

焦虑症：经常有不明所以的担心、紧张，无法掩饰的焦虑状态，如心跳快、心慌，常有出汗，手指轻微地颤抖，有时会感到坐立不安。

抑郁症：自我评价过低，情绪低落明显，无愉快感，常常愁眉苦脸，兴趣减退。有时会哭泣或有活得太累、生不如死的想法，失眠早醒，食欲不振。

疑病症：担心或相信自己已经或必将会患某种严重躯体疾病，反复就医，尽管各种医学检查阴性，加上医师的反复解释，均不能打消其疑虑，常伴有焦虑或抑郁。

面临心理障碍时，自己要学会分散注意力，人总会面临许多考验，树立正确的心态和积极乐观的生活态度是必不可少的，要善于自我调节，多用一些美好的景色或者事物来震撼自己的心灵。同时培养业余爱好，有效调节和改善自己压抑的情绪，缓解身心的疲劳和忧郁，学会扩大社交关系，有时候来自朋友、同事和亲人的鼓励和交流会使自己感到心情舒畅，缓解压力，当在交流的同时既快乐了他人也放松了自己。

9.4.4　关注员工职业发展管理中心理问题产生的原因

医院发展离不开高素质的人才队伍支持，核心人才，是衡量一个医院医疗水平最重要的一项标准。基于双因素理论分析可知，导致员工职业发展管理过程中可能出现的心理问题在于员工对本单位的需求和外部环境的长期权衡对比后，所产生出的不满心理占比超过了满意心理占比，关注员工职业发展是重中之重，医院要制订出完善的职业发展管理规划，满足优秀员工的实际需求，实现自身的职业生涯目标，并且发挥出自身的榜样、示范性作用，构建良好的工作氛围。建立完善的激励机制，满足员工自身价值感和荣誉感，激励员工发挥潜能。作者采用激励机制管理后，对员工积极性的影响进行调查问卷，调查 1200 人，有效问卷 1100 份。调查结果显示，在一般情况下，职工能力最高可以发挥到 30%，在受到激励以后，能力的发挥可以上升至 65%～90%。详见表 9-2。

表 9-2　激发能力发挥因素调查表

提问项目	选择回答			均值
	没作用（1分）	作用小（3分）	作用大（5分）	
评选先进促进积极性	250	590	210	1.89
职务聘任调动积极性	75	630	335	2.19
奖金分配制度调动积极性	186	399	470	2.45
科室评奖结果调动积极性	150	460	480	2.45

在开展员工职业发展管理工作之时，要促使核心人才自身职业发展达到更高的满意度，不仅要保障核心人才的保健因素能够得到充分满足，同时还应当在尽可能地范围内满足其更多的激励因素。要想达到这一点，最先要做好的是确保核心人才能够安排到合适的工作岗位，使其作用价值能够得到充分的发挥，对其个人而言也可一展才华，实现自身的理想抱负。基于当前医院现行的人才政策制度上，可以大胆改革创新，敢于聘用能人、新人。要确保员工权利与义务的平等性，在薪酬、福利待遇等方面制订并落实合理、公正的政策条件，保证人人能够获得充分的基础权利和报酬，也应当依据个人能力的不同来设置相应的级别、层次，以起到恰当的纠正效果。

（高赐凤　尹　鲲）

第 10 章

医院职业发展管理的局限性与
思考

随着我国卫生健康事业改革的深入，特别是 2009 年，中共中央、国务院《关于
深化医药卫生体制改革的意见》发布，提出"建立规范的公立医院运行机制。改革
人事制度，完善分配激励机制，推行聘用制度和岗位管理制度，严格工资总额管理，
实行以服务质量及岗位工作量为主的综合绩效考核和岗位绩效工资制度，有效调动
医务人员的积极性"。为医院人力资源管理指明了方向、提出了要求、提供了空间。
医院人事制度改革从"铁饭碗"转变为多种形式的聘用制和聘任制，医务人员与医
院之间，实现了双向选择，医务人员开始了多渠道流动，医院发展的基石——人才，
成为各家医院竞争的焦点。为适应这种竞争，吸引人才、留住人才、用好人才成为
人力资源管理的重点。人力资源管理开始关注以人为本、以人为中心的管理理念，
工作重心从员工的可用性转变为注重员工职业发展，强调员工的忠诚度。医院人力
资源管理开始了对员工职业发展进行规划和实践。但医疗卫生事业改革毕竟起步晚，
医院管理者和员工受传统人事制度影响深，所以，虽然医院管理者越来越重视对员
工职业发展的管理，但是各医院还不平衡、不完善、不系统，还处在探索阶段，不
同程度地表现出其局限性，还需要认真思考。

10.1　医院职业发展管理的局限性

由于历史原因，我国部分医院特别是公立医院人力资源管理还是行政事务性管
理，侧重于规章制度的管理，其管理的目标主要是"控制、监督和使用"，对员工的
职业发展管理相对滞后，表现出其管理的局限性。

10.1.1　决策层认识和知识结构的局限性

中国医院的产权形式以公立医院为主，医院的管理模式是行政型的。医院的组
织结构是集权型模式，医师是医院的职工。医院和药房是分不开的，形成了医院、

医师和药房三位一体的模式，医院的社会化程度也较低。院长管理医院的医疗、行政、后勤管理等所有事务，是一种集权式，垂直管理模式。公立医院的决策层大多数是"医而优则仕"，从技术骨干和学科带头人选拔出来的临床、管理双肩挑的医疗健康专业技术人员，"临床专家型管理者"熟悉医疗业务工作，但往往缺乏系统的管理理论和技能，倾向于采取经验式管理模式，对整个医院的管理缺乏有效的整合、优化和提升，对人力资源管理的系统性认识不足，缺乏员工职业发展管理的相关知识，对职业发展管理的内涵的理解不深刻。不能从战略的高度决策建立全员的职业发展管理理念和管理体系，对人力资源部门或科室层面建立职业发展管理的平台支持力度不够。

表现在决策层没有将员工职业发展管理纳入医院重要议事日程，缺乏对员工职业生涯规划有效的宣传、辅导和引导。员工职业发展管理信息系统不完善。部分决策者认为招聘引进人才、提供人才施展才华的平台就是员工职业发展管理，就是帮助员工进行职业生涯规划，忽视了对员工潜能的开发，忽视了倾听员工职业发展的意见建议，忽视了员工的院内合理流动和职业发展通道的多样化设计。在人才招聘、使用、考核评价、晋升聘任、培训等没有科学完整的方案。培训随意性大、缺乏导向性，不能满足员工职业发展的需求。激励措施不到位或缺乏有效性，不能调动员工积极性。

10.1.2　医院平台对员工职业发展的局限性

医院平台对员工的职业发展指导作用多大，效果如何？是否有局限性？除医院决策层的认识、决策外，主要还与医院管理层知识结构、管理能力息息相关，与人力资源管理部门能力息息相关，与职业发展管理体系建设息息相关。

1. 管理层知识、能力的局限性

受卫生体制和行业特点的影响，我国现有的20万医院管理人员往往是临床、管理双肩挑，是政治行政式的，缺乏医院管理的职业知识和技能的系统培训，没有形成医院管理人员的职业意识。医院管理人员中存在着"五多五少"结构特征，即低层次学历的多，高层次学历的少；医学专业的多，管理专业的少；愿意从事医疗工作的多，愿意从事管理工作的少；管理层兼职的多，专职的少；靠经验管理的多，靠科学管理的少。管理人员的现状已经成为制约医疗健康事业发展的瓶颈之一。由于医疗健康行业的特殊性，医院管理人才需要兼具医学专业知识和管理知识，具有培养周期长、理论水平要求高等特点，且卫生行政部门和医院管理者还没有真正重视医院管理职业化发展。大多数公立医院仍存在着重临床、轻管理的思想，对医院管理队伍建设重视不够，力度不大，没有把管理人才的培养纳入医院人才培训的总体规划，没有针对管理人员系统的、科学的培训体系，更没有给管理人员合理的职业规划指导，阻碍了管理人员的职业化进程，也阻碍了医院员工职业发展管理的进程。

2．人力资源部门的局限性

医院员工职业发展管理很复杂，需要人力资源管理人员既要具备人力资源管理知识，还要了解医学相关知识及医疗健康相关法规、制度，还要了解诊疗流程、规范等医学专业知识。一是大多数公立医院仍存在着重临床、轻管理的思想，对医院人力资源管理队伍建设重视不够，没有给管理人员合理的职业规划指导和建立适宜的职业发展通道，阻碍了管理人员的职业化进程。二是大多数医院的人力资源部门专业性不强，缺乏先进的人力资源管理理念和知识。如某三甲医院人力资源部共有人员 9 人，管理专业的 4 人、公共卫生专业的 1 人、新闻专业的 1 人，档案等其他专业的 3 人。知识结构需要完善，缺乏医学专业知识人员。承担医务人员职业生涯规划辅导、指导及管理能力不足，对职业发展通道设计及实施管理信心不足，难以形成配套的制度体系和具体的操作方法。

3．员工职业发展管理体系建设的局限性

根据作者工作单位实际情况及调研情况看，部分医院没有开展员工职业发展管理，没有建立员工职业发展管理的组织体系，缺乏相应的制度、办法；或职业发展管理的体系有搭建但不系统、不完善；相关部门没有明确员工职业发展管理的职责内容、岗位设置混乱、岗位职责及任职条件模糊，缺乏与职业生涯规划匹配的培训体系；科室主任、护士长等中层管理者缺乏相关员工职业发展管理的知识，对本科室员工职业生涯规划的辅导、指导不到位，甚至部分科室主任人才培养意识淡漠，重视眼前利益，缺乏战略眼光。具体表现：一是医院缺乏有效的引导。医院内部缺乏与员工的沟通交流，对员工的兴趣、爱好、特点了解不足、关心不够，不能激发

员工的职业归属感和忠诚度。二是相关职业信息发布不及时、不规范，缺乏对员工的宣传指导。如每五年医院制订战略发展规划及战略目标，每年制订发展计划和目标，但宣讲力度不够，员工不知道怎样将个人职业生涯规划与医院的整体发展规划进行有机的结合。医院也有人力资源发展规划、培训规划，但真正与员工的职业发展管理结合起来的较少。三是评价体系不健全。不能科学、动态地评价员工的价值观、兴趣、职业能力、性格特征等综合职业素质，导致人岗匹配不到位，员工职业发展滞缓。绩效评价与薪酬制度匹配不够精准，有时脱节，不能客观、真实反映员工的业绩及对应的报酬。四是员工职业生涯规划辅导不到位。员工的直接领导不能主动与员工就职业生涯进行谈话、沟通，不能及时有效地辅导员工根据自我评价、医院及科室发展目标等进行职业生涯规划设计。五是职业发展通道不畅通。职称晋升及聘任主观评价多，客观考核少。轮岗制度不健全，横向发展及向核心靠拢路径不畅通。

10.1.3　员工在职业发展管理中的局限性

医院内部员工众多，大部分为专业技术人员，如医疗、护理、技师、药师等，占 70%～90% 不等。相对于其他行业的人员，由于医疗健康职业道德、价值观的高要求，医疗机构的从业人员上进心强、学习能力强，在单位内部职称考取、评审及聘任也有很大的压力，因此，医院的大部分员工对个人的职业生涯发展管理是有要求的，但也存在以下局限性。一是部分员工意识不到职业发展管理的重要性。医院的大多数员工都是医学专业出身，对管理知识或人力资源管理知识，了解不多，接触有限，对职业发展管理没有深刻的认识。二是没有订立长期和短期的职业生涯发展目标，目光比较短浅，如有的员工对短期发展状况过于看重，这山望着那山高。短期的发展不理想便感觉失去希望，频繁地更换岗位甚至更换医院；有的员工迫于家庭和生活的压力，对薪酬待遇过分看重，选择不正规的私立医院或短期可以给予较高薪酬的单位等，破坏了个人的职业发展路径。三是员工个人对职业发展管理的主动意识不强。对个人的职业发展管理大多数员工都停留在思考多，行动少的阶段，主动规划、主动寻求指导、寻求帮助的员工较少，走一步算一步，当一天和尚撞一天钟的思想比较普遍。特别是在职业发展受挫折时，因知识型员工的自尊心作祟，不会主动找直接领导或人力资源部门寻求辅导、帮助。

10.2　在新时代职业发展管理的思考

一方面，医院员工职业发展管理存在一定局限性；另一方面，知识经济时代的到来互联网的快速发展，冲击着传统的管理模式和传统的职业发展理念，为人行带来了新思想、新观念，值得人们思考。

很多传统岗位正在逐渐消失，新兴岗位如雨后春笋般蓬勃发展，之前从未听说过的快递员、送餐员已占据了劳动力市场的很大一部分。面对未来发展中的种种不确定性，医院应该如何应对、采用怎样的职业发展策略去顺应时代的发展是我们应该研究的一个新问题。在不确定动态变化的时代，组织更要发挥主观能动性，勇于突破组织边界和心理边界，不断开发和探索新的岗位布局，积极进行职业探索，有序构建职业发展管理的新理念。

10.2.1　重视医院决策层、管理层人员的职业化发展

医院员工职业发展管理，首先做好管理层人员的职业化发展。科学制订管理人员的培训规划，并纳入医院发展的总体规划。除了对现有管理队伍进行多形式的职业化培训，医院高层管理者应进一步重视行政管理人员的职业生涯规划管理，从组织层面为其创造广阔的职业发展空间，保持其工作积极性和创造力，以保证医院管理的效益。《中国 2001—2015 年卫生人力发展纲要》明确指出要规范医院管理者任职条件，要求逐步形成一支职业化、专业化的医疗机构管理队伍。医院管理人员职业化是指医院管理工作必须具备医院管理专业的学历教育或经过医院管理专门职业技能培训，通过国家法定部门考核，获得从业资格，受聘后专职从事医院管理工作。医院管理人员职业化具体体现在"三化"上，即管理工作专职化、管理能力专业化、管理职级序列化。

1. 设立严格的管理层人员职业准入制度

从事医院管理工作的人员，必须具有卫生管理专业学历或经过系统的卫生管理专业培训，具备卫生管理基本的科学知识与技能，通过考试或认定等核准程序，才

能进入医院管理队伍，并且把从事医院管理作为唯一或主要的职业，保证大部分时间用于医院管理工作。

2．重视医院管理人员的职称晋级工作

国内的职称晋升制度的 29 个系列中，尚无明确的卫生管理专业的晋升系列，因此为医院管理人员设置一个合理的职位体系是十分必要的。卫生部门应该积极从知识性、专业性、准确性、法规性和严肃性方面探索建立卫生管理或医院管理职称考评体系，只有这样才能使职业化卫生管理被卫生系统真正认同，激发卫生管理人员的积极性和创造性，最终走上良性发展的道路。建立完善合理的晋升制度，保证管理人员在各条通道上公平竞争，顺利发展。一是遵循人才成长规律，依据客观公正的考评结果，让最有责任心的能人承担重要的责任。二是将晋升作为一种激励手段与员工进行沟通，让他们充分认识到医院对管理人才的重视及为他们提供发展道路。三是人才晋升方面不拘泥于资历与级别，而是按照医院目标与事业机会的要求，依据制度及甄别程序进行晋升。四是保留职务上的公平竞争机制，坚决推行能上能下的职务管理制度。

3．重视医院管理层员工人才开发、选拔和培养

为了帮助员工为未来工作做好准备，医院采取各种活动对员工进行开发。主要通过四种方法实现：正规教育、绩效评价、工作实践以及开发性人际关系的建立。

正规教育。包括专门为医院员工设计的医院外教育计划和医院内教育计划；由咨询公司和大学所提供的短期课程；高级经理人员的工商管理硕士培训计划；到校园中以听课的方式进行的研究生课程教育计划等。这些计划包括，管理界专家的讲座、医学专家的讲座等。

医院针对不同人员采取不同的教育计划：新进员工的专业开发计划，为特定的职业发展道路做好准备。管理人员的核心领导能力计划，提升职能性专业技术、促进卓越的管理方式以及提高变革能力。高潜质管理人员的高级管理人员开发系列计划，提高战略性思考能力、领导能力、跨职能整合能力以及赢得客户满意能力等。

绩效评价。绩效评价是衡量员工绩效的过程，也用于员工的开发。评价系统使员工理解当前的绩效与目标绩效之间存在的差异、找到造成绩效差异的原因，制订改善绩效的行动计划，对员工提供绩效反馈，管理者对执行行动计划取得的进步进

行监督。由上级、同事、下级、客户或本人对业绩、行为或技能进行评价，从不同的角度来搜集关于员工绩效的信息，员工根据反馈采取行动，将自我评价与他人对自己的评价进行比较，确认自己的潜能以及优缺点，促进职业发展。同时，医院挖掘出有管理潜力的员工，重点培育，并且使员工与内部和外部之间就其业绩、行为和技能所进行的沟通得以正规化、常态化。

工作实践。为了解决在工作中遇到的各种关系、问题、需要、任务及其他情况，在当前工作中取得成功，员工必须学习新的技能，获取新的工作经验。医院提供实践的重要方式有：一是扩大现有工作内容。在员工的现有工作中增加更多的挑战性或更多的责任。如安排执行特别的项目、在一个团队内部变换角色、探索为顾客提供服务的新途径等。二是工作轮换。在医院的几种不同职能领域中为员工做出一系列的工作安排，或者在某个单一的职能领域或部门中为员工提供在各种不同工作岗位之间流动的机会。通过工作轮换帮助员工对医院的目标有一个总体性的把握，增强他们对医院中不同职能的理解和认识，形成医院内部的联系网络，提高他们解决问题的能力和决策能力，显示与知识的获得、薪资水平的上升以及晋升机会的增加等之间所存在的关系。可采取几种方式：岗位轮换。职能部门间或内部轮岗、临床骨干到职能部门轮岗、新进员工轮岗等，锻炼和发现管理人才；晋升。员工服务一定年限后，经考核成绩优异者，医院提高其职位使其取得较高的待遇地位、权利、声誉，以激励员工；降职。员工从较高职位向较低职位调整、被调到等级相同但是所承担的责任和所享有的职权都有所降低的另外一个职位上去（平级降职）等，锻炼抗压和抗挫折能力；临时派遣。到其他医院、援助项目、救援项目等去工作。促使本医院与合作方之间能够更好地理解彼此的经营和管理理念，改善和提高自身的经营管理方式、应急能力。具有使员工有机会摆脱原来的日常工作，去获取新的技能、开阔视野、使员工有更多的机会去实现个人的追求。

开发性人际关系的建立。为了使员工通过与更富有经验的其他员工之间的互动来开发自身的技能，医院鼓励建立开发性人际关系。

一是导师指导制度。由医院中富有经验的、效率较高的资深员工担任导师。指导者和被指导者以一种非正式的形式形成的、具有共同的兴趣或价值观的、导师负有指导开发被指导者责任的关系。指导关系双方应明确所要完成的项目、活动或要达到的目的；明确指导者和被指导者之间的最低接触水平；鼓励被指导者去与指导者之外的其他人进行接触，讨论问题的同时分享各自的成功经验。二是职业辅导人制度。为了帮助新员工明确职业发展方向，并在职业发展过程中不断改进、提高，促进医院和个人的发展，同时保证医院对员工职业生涯指导政策得到贯彻和落实。医院实行职业辅导人制度，这是一种正式的开发性人际关系，由各部门负责人担任员工的职业辅导人，帮助员工根据自己的职业兴趣、资质、技能、个人背景，分析职业发展方向、目标和策略，起到跟进、辅导、评估、协助、协调和修正作用。

10.2.2　无边界医疗岗位职业发展管理

无边界职业生涯是超越单个就业环境边界的一系列就业机会的概念。无边界职业生涯强调以就业能力的提升替代长期雇佣保证，使员工能够跨越不同组织实现持续就业。传统职业生涯成功的标准主要是作为职业生涯结果的薪酬增长、职位晋升，以及外在的社会评价因素。无边界职业生涯的成功标准则发生了方向性变化：从看重结果转变为看重过程，如职业生涯经历、职业社会网络等；从看重外在评价标准转变为个人内在感受标准，如工作是否与兴趣一致、工作与家庭的平衡等。无边界职业生涯成功标准无疑体现了社会价值观多元化趋向，重视过程和自我是当前社会价值观的重要取向。

1. 医师集团

医师集团又称为"医师执业团体"或者"医师执业组织"，由多个医师组成的联盟或者组织机构。医师集团的本质是医师执业方式之一——团体执业。在团体执业下，两三个医师结合起来就可以团体执业，医师集团主要源于欧美国家，是多个医师组成的联盟或组织机构。如全美迄今仅有 5.6% 的医师直接受雇于医院，高达 83% 的医师则加入医师集团。

2014 年，中国首家医师集团——张强医师集团在上海成立。2016 年 3 月，心血管病领域专业医师集团"华医心诚"在京成立。2016 年 5 月，中国第一家介入医师集团——仁雨医师集团在湘成立。2016 年 10 月 25 日，国务院印发了《"健康中国 2030"规划纲要》，纲要明确指出"创新医务人员使用、流动与服务提供模式，积极探索医师自由执业、医师个体与医疗机构签约服务或组建医师集团"。"医师集团"使医师可直接注册到集团。同时，医师集团也可以名正言顺地直接为患者提供诊断、治疗服务，并向患者收费，再向合作医疗机构支付平台使用费。这意味着医师集团已成为可独立开展业务的新业态。

而"医师集团"与传统医院的关系是合作医疗机构，医师可以选择"医师集团"

也可以选择传统医院，医院可以为"医师集团"只提供护理单元和护理团队……这一系列的自由结合为医务人员的职业发展通道又增添了新的路径，为进行医院员工职业发展管理的管理者们提出了新课题。

2．互联网医疗

互联网医疗，是互联网在医疗行业的应用，其包括了以互联网为载体和技术手段的健康教育、医疗信息查询、电子健康档案管理、疾病风险评估、在线疾病咨询、电子处方、远程会诊及远程治疗和康复指导等多种形式的医疗健康服务。互联网医疗，代表了医疗行业新的发展方向，有利于解决中国医疗资源不平衡和人们日益增加的医疗健康需求之间的矛盾，是国家、政府部门积极引导和支持的医疗发展模式。

2018 年 7 月 17 日，国家卫生健康委员会和国家中医药管理局组织制定了《互联网诊疗管理办法（试行）》《互联网医院管理办法（试行）》《远程医疗服务管理规范（试行）》。2020 年新冠肺炎疫情中，中国许多医院和互联网健康平台纷纷推出在线医疗服务，发挥了积极的作用，赢得了患者的肯定。

互联网医疗的兴起，产生了许多新的岗位。如互联网医师、网约护士等。互联网医师又分为以医院为主体注册的和以个人为主体注册的医师。以医院为主体注册的，一般医院建立了互联网医院，大部分医师兼职从事互联网医师的工作，但也有医院建立了专职互联网医师，专门接诊互联网患者。而以个人为主体注册的医师，则是通过互联网医师 App 注册，上传各类证书审批通过后，开始接诊。

网约护士同互联网医师的职责类似，通过平台注册后，根据患者的需求提供入户护理服务，如新生儿护理、长期卧床患者的褥疮护理、术后回家患者的管道护理等。

但互联网医疗的运营时间较短，尚处于探索阶段，很多问题尚未有比较完备的法规进行规范和保护，监管部门的关注力量也比较薄弱，作为医院尚需投入较大的精力去研究和发现问题。注册的互联网医师、护士，其职业发展管理也值得医院管理者思考，如何岗位分析与职责制订？绩效如何考核评价？薪酬如何计算？职称评审及聘任与线下医师、护士如何平衡？……一系列问题要思考、要解决。

10.2.3　人工智能＋医疗对于传统医疗模式的颠覆与重构

人工智能技术在医疗领域的应用前景非常广泛，对传统的医疗模式产生了巨大的冲击作用，医疗模式的改变与重构必然会对医疗机构的职业发展、岗位设置、人员分配、成本控制等管理方面产生巨大的影响，并随之进行重新调整。

1. 手术机器人是否会替代外科医师

机器人手术系统是集多项现代高科技手段于一体的综合体，目前在临床上有大量的应用。外科医师可以远离手术台操纵机器进行手术，完全不同于传统的手术概念，在世界微创外科领域是当之无愧的革命性外科手术工具。比较著名的如达·芬奇机器人手术系统主要由控制台和操作臂组成。采用最先进的主-仆式远距离操作模式，灵活的"内腕"可消除医师手的颤抖，特有的三维立体成像系统，在术中能将手术视野放大15倍，大大提高手术的精确性、平稳性和安全性。

虽然价格昂贵，但手术机器人已成为众多医院竞相购买的利器。很多人就会产生疑问，再过几十年，手术机器人会不会取代外科医师呢？

麻省理工学院和哈佛大学经济学家的联合研究发现，两大类职业难以被科技进步所取代。一类是"抽象"职业，这类职业要求个体具备较高解决问题的能力、创造力、说服力，如工程师、教授、管理人员；另一类是需要"动手"的职业，这类职业要求个体具备环境适应能力、视觉和语言辨识能力及人际交往能力，如厨师、护士、保姆等。

手术机器人只能代替人类从事机械类的手术，而不能取代人类思考。机器在取代部分工作的同时，也会有助于劳动者释放双手，有时间投入自己喜欢的领域，享受工作，享受生活。虽然手术机器人不能取代外科医师，但它的出现对外科医师提出了新的技能要求，外科医师最常见的基本技能如切开、打结、缝合、止血等可以替代，手术程序设计、手术机器人操控成为必需。所以，在医师职业发展管理中，对外科医师职业要求、岗位职责和职业能力评价等可能要重新修正。

2. 医学影像的精准筛查和分析

AI＋医学影像，是将人工智能技术具体应用在医学影像的诊断上，主要分为图像识别和深度学习。通过大量的影像数据和诊断数据，不断对神经元网络进行深度学习训练，促使其掌握"诊断"的能力。图像智能识别可以降低医师的工作量，这是大家都认可的一点，但是在综合诊疗上人工智能是否能比医师给出更准确的诊断。医师的疑虑很大程度上是因为：无论是治疗皮肤病还是癌症，图像可能只是一个参数，而治疗疾病需要多个参数。医学影像数据实际上是报告＋影像，单单分析影像本身还不够，更重要的是对影像本身所对应的诊断报告加以分析。而中国的影像诊断报告呈现出因医师而异的显著特点，由于影像诊断医师的个人能力、执业医院、教育背景、导师经验等因素导致了不同地区不同医院的影像报告呈现不同标准的情况。无论如何影像的图像智能识别是可行的、高效率的，也是会越来越准确的，对医学影像医师是个很大的挑战，同样，对医学影像医师的职业生涯发展会产生较大影响，对职业生涯管理也提出了新的挑战。

AI＋病理图片，在临床应用也取得较大成功，对病理医师的职业发展和医院管理者的职业发展管理都提出了同样的新课题。

（尹　鲲　杜曼莉）

第 11 章　员工职业发展管理的新趋势

医院员工职业发展管理起步晚，发展快，已受到学术界、医院管理者的重视。但随着经济社会和人类文明的快速发展和进步，员工职业发展管理的相关理论、研究已不能满足现代职业发展管理的需求。有需求就会有发展，新的需求必然会促进员工职业发展管理的理论创新和实践创新。作为员工职业发展管理的研究者、实践者和组织的管理者，应该不断地认识和把握新经济发展时代对职业发展管理的新要求，以便更好地认识和把握员工职业发展管理的新规律、新趋势，以引导研究、指导实践，促进员工职业生涯发展。

11.1　新时代员工职业发展管理的新问题、新要求

医疗健康行业是人类社会发展的刚性需要，一直伴随着人类社会的发展，且随着人类的文明程度的提高，对医疗健康的需求也不断提高，所以，自产生之日起这个行业来就是朝阳产业。新时代经济和科技的快速发展特别是信息化、互联网、物联网、智慧医疗等的出现对医疗健康职业产生了巨大冲击，出现了医师集团、互联网医院、自由职业者、人工智能＋医疗等，颠覆了一些诊疗模式，对医疗健康职业提出了新的要求和挑战。知识经济时代的到来，催生了许多新的职业，如快递员、文化经纪人、健康照护师、呼吸治疗师、网约配送员……同时也有一些职业退出了历史舞台，如收购员、平炉炼钢工等。新职业对员工职业发展管理带来了新问题、新要求。一是有些新职业员工与组织的关系难以确定。如医师集团医师与医院平台的关系？不是聘用与被聘用的关系，但又相互依存相互依赖，在一起工作但不属于一个组织；互联网医院的医师是互联网公司的员工或还是医院的员工？网约配送员是自由职业者、网络公司员工或实体店员工？二是员工与组织的关系在疏远，但联系很密切，员工的职业生涯发展对组织的战略目标实现作用有多大关系？三是组织针对员工职业发展的职业发展管理还做不做？怎么做？做多少？这些都是对组织职

业发展管理提出的新问题、新要求。四是对员工自身的职业生涯发展管理提出了新挑战。如与组织以互联网形式形成的职业关系的员工，个人职业生涯规划只有依靠自己，主管领导难以给予辅导和监督。再如人工智能可替代或部分替代职业的岗位员工，对职业能力和要求会发生巨大变化，员工必须改变自己才能适应这种变化，对员工是巨大挑战。

11.2　新时代影响职业发展管理的因素

新时代是知识经济时代，知识经济通俗地说就是"以知识为基础的经济"。联合国经济合作与开发组织将知识经济定义为：建立在知识和信息的生产、分配和使用之上的经济。知识经济的关键是创新。它的到来使组织环境、员工的认识以及衡量职业生涯成功的标准都发生了变化，这些因素深刻地影响着组织职业发展管理和员工职业生涯发展。

11.2.1　组织环境变化对职业发展管理的影响

进入新时代组织的变迁和发展呈现新的特点和业态，这种变化对员工的职业生涯发展和管理产生重要影响。一是组织信息化和网络化。导致员工在发展成熟产业的职业发展远不如寻求在新兴的信息化产业有利。网络化组织模式使内部关系灵活多样，外部组织与组织间传统的业务关系被综合性的外部组织联盟和伙伴关系网络取代；员工不再终身就业于一家组织，自由职业兴起，人们在组织之间、行业之间自我设计自己的职业发展道路取代传统的职业发展途径。二是组织全球化与扁平化。全球化是组织在全球展开经营活动，人才全球流动，员工职业生涯目标的范围扩大，难度增加。扁平化使组织层级减少，员工上升机会减少，只有改进和拓展工作内容，才能更好地实现职业生涯目标。三是组织小型化、多元化、分散化及虚拟化。导致员工流动性频繁，技能和知识提高、更新对职业发展更重要，组织内、组织间边界模糊、可渗透性增加，主动独立工作、自律向上、沟通合作等能力对自己职业生涯发展作用更加突出。

11.2.2 员工的认识变化对职业生涯管理的影响

知识经济时代人们认识到人是组织最重要资源，也是最昂贵的资源，是难以获得又难以维持的。基于此，人们开始反思：一是再认识组织。导致员工对组织忠诚度下降、承诺减少，不再对组织抱过多幻想和依赖。二是再认识自己。更加追求生存质量、生命意义、价值观，职业生涯上看重自我价值实现、成功和自我发展的全方位需求，追求职业生涯管理的自主性和灵活性。三是再认识职业生涯。不再将职业视作谋生的手段，不但关注职业的发展性、动态性，更是将它放在人生的长河中，注重职业生涯与其他生活的发展相统一。

11.2.3 衡量职业成功标准的变化对职业发展管理的影响

以往职业成功的标准往往是薪酬、晋升、职业地位等外在的客观标准。现代社会，一是组织扁平化对员工职位晋升构成障碍；组织竞争激烈，为应对竞争，裁员、降薪、失业、再就业成为常态，导致保住现有职位、不被裁员、或再就业难易成为职业成功的重要标志。二是竞争导致组织不稳定和难以做出组织的长远发展规划，使管理者变得更加现实，注重组织和员工短期的、以物质为主的交易契约关系，只关注部分核心骨干员工的职业生涯管理，放弃对所有员工职业生涯管理。心理意义上的、主观的职业成功标准显得更为重要，也就是说学会接纳自己，成功与否是个人心理感觉。

11.3 新时代职业生涯发展与管理的新趋势

进入 21 世纪后，以知识经济为特征的新经济形态的形成，组织环境和个人因素都发生了深刻变化，组织和个人的职业生涯管理暴露出许多不适应之处，职业生涯发展出现了新的态势，组织和个人要想对职业生涯发展有效管理，取得个人职业生涯的成功，必须要认清和把握职业生涯发展与管理的新趋势，才能采取新的对策和措施以应对之。基于以上新时代员工职业发展管理的新问题、新要求和对新时代员工职业发展管理影响因素的分析，对照传统职业生涯发展与管理规律，得出知识经济新时代员工职业生涯发展和管理的趋势如下。

11.3.1　就组织而言

一是组织对员工的雇佣关系向交易型转变，重视个人对组织的价值，对于有价值的员工、具有灵活适应性的员工组织感兴趣并愿意付出。二是组织对个人的要求不再是单一的特殊技能，而是具有广泛迁移价值、在多种岗位上都能发挥作用的知识和技能。三是组织为了适应变幻莫测的外部竞争环境和降低成本，不会全员进行职业生涯管理，职业生涯规划管理责任回归到员工自身。培训也不会系统而正式性，多采用在岗培训。

11.3.2　就员工而言

一是缺乏高绩效和灵活的员工，属于被解雇的行列，不再长期隶属一个组织，会不断地变更组织。二是职业发展阶段不再与年龄相关联，而是和学习相联系。因为组织由注重稳定性转向注重能力，学习能力和适应能力逐渐占领职业生涯发展的主导地位，这不是年龄长者的优势。三是员工要适应新趋势，调整职业成功的标准。自己接纳自己，保持健康的心态，成功与否自己的心理感觉说了算。或为减少压力和职业生涯动荡，选择稳定性高的职业，如公务员、医师、教师等。四是个人保障职业生涯成功要做到：结合自己实际、科学设计职业生涯规划；紧跟时代步伐，努力学习；利用一切资源，进行积极职业探索；学会接纳自己。

11.4　新时代员工职业发展管理研究新趋势

新时代员工职业生涯发展与管理出现了新变化、新情况、新问题，员工职业生涯发展与管理的研究也呈现新趋势。

11.4.1 关注员工职业生涯发展与管理的现实问题

社会的发展进步，给员工职业生涯发展与管理带来许多现实问题：如机器、人工智能取代部分工作；面对未来职业的不稳定性，个体如何应对、采取怎样的职业发展策略；互联网时代自雇佣者、自由职业者、平台组织上的员工等如何看待自己，如何定义自己身份，如何追求职业发展，职业成功的标准是什么；职业生涯不都是一帆风顺，会经历阴暗面，职业生涯错误问题、职业生涯后悔问题；自我职业生涯发展管理和组织职业发展管理的互补关系，在个体自由度和职业生涯自主性增强的今天，职业转换成为员工职业发展的常态，这种互补关系的变化、影响因素是怎样的等。未来员工职业生涯发展与管理研究必将关注这些问题、研究这些问题。

11.4.2 采用综合的多元化研究方法

职业发展管理不是成熟系统的学科，没有自己的研究方法，与心理学、组织行为学、管理学、社会学、经济学等学科有天然的联系与交融，很难明确界定研究界限和研究内容，另外，员工职业生涯影响因素太多，有外部环境因素，社会、组织、家庭等因素，有内部因素如人格、能力、价值观、兴趣等。各因素交互作用十分复杂，难以理清。所以，未来研究必将采取多元化研究、跨层研究、混合性研究方法。

11.4.3 产生新理论的时候到了

理论的产生要具备三个条件：现实需求、知识积累、相关工具。新时代已具备了相关员工职业发展管理新理论产生的三个条件。一是有现实强烈的需求。进入新时代职业、职业发展都发生了巨大变化，必然要求职业发展管理的变化，而产生于20世纪初的职业生涯管理相关理论，已不能满足现代管理实践的需求。二是知识积累丰富。职业生涯管理理论100多年的发展和积累，到今天已为理论创新打下了重要学术基础，其他交融学科研究如心理学、管理学、社会学、经济学等已很成熟、知识成果丰富。三是相关研究工具已高度发达。心理学测试、大数据分析、新的统计学方法等也为新理论产生提供了工具。当然，新理论产生是一个艰辛、漫长的过程，需要将理论基础与实践经验结合起来，通过多次验证和修正逐步产生。现代学者、管理者的研究要把握对已有理论的修订补充，更重要的是从内涵和操作性方面提出新的构思、新的理念，构建本土化的新的职业生涯理论，指导新时代职业生涯发展与管理的实践。

（王　恺）

后　记

　　随着知识经济时代的来临，员工职业发展管理在人力资源管理中的地位越来越凸显，作为知识型员工聚集地的医院，员工的职业发展管理更加重要。本书着重介绍了医院员工职业发展管理相关的基本知识、基本理论，员工职业发展管理组织架构、职责分工，员工职业发展管理存在的问题及对策等。结合作者在医院员工职业发展管理的实操、做法和经验，试图探索医院员工职业发展管理的规律。

　　医院具有公益属性、经营属性，公立医院还具有政府属性。既要满足政府要求如重大疫情防控、重要活动医疗保障、健康扶贫等，满足公益属性如社区义诊、健康管理、健康教育等，还要满足经营属性，保证经济效益以满足员工利益需求和医院持续发展。三者得到平衡满足，医院才有可能保持持续健康发展。要满足医院的三个属性，人力资源开发和管理是必不可少的，员工职业发展管理是医院人力资源开发与管理的重要组成部分，应该引起医院管理者的高度重视。

　　随着社会经济文化的不断发展和人类社会的进步，人们对工作的需求呈现多样化，不再是传统的薪酬、福利等物质需求，还包括成就感、价值感等自我感知的精神需求。社会的不断变革，导致人的价值观发生变化，越来越多的人关注自身的长远发展，渴望通过职业成功实现自我，体现自我价值，获得心理需求的满足。目前，职业目标的实现、职位的晋升、责权的增大、工作挑战性增强等仍是职业成功的重要标志，因此，员工的职业发展和管理就显得尤其重要。在西方，作为解决国家经济发展、职业分化、技术进步等所带来的就业问题的社会应对措施，出现了职业生涯管理的最初形式—职业指导，到 20 世纪初，随着西方心理测试理论的发展与实践，促进了职业生涯管理的研究并日益丰富，成为相对独立的一个研究领域，职业发展管理受到学术界和管理学家的重视。而我国职业发展研究与管理相对落后，改革开放前我国的经济体制是公有制计划经济，就业全部为分配制，1978 年改革开放启动后，开始以"计划经济为主、市场调节为辅"全面发展经济，但就业仍然是以分配制为主，劳动者对自己的职业没有选择权和决定权，就谈不上职业发展管理。1984 年经济体制改革，从单一公有制经济，逐渐改变成以公有制为主体、多种经济成分并存的所有制结构，私有企业开始出现，人们有了自主择业机会，职业指导、职业生涯管理的社会需求虽不强烈，但西方职业指导理论和模式开始在我国出现。20 世纪 90 年代，取消大学生分配制度，高校扩大招生，进入计划经济向市场经济转型期，社会环境和企业制度发生巨变，出现了大学生"就业难"，国有企业员工离职，出现"下岗潮""下海潮"，作为就业难的大学生、下海下岗的员工等迫切需要职业指导、职业规划、职业管理，社会的需求促进了职业发展管理研究和实践快速发展，员工职业发展管理作为人力资源管理的重要工作受到组织的高度重视。医疗健康行业特别是公立医院改革远远落在经济体制改革的大潮之后，医院员工职业发展管理也远远落后于企业组织。随着医疗健康行业改革的深入，医保支付方式在改变、国家药品耗材管理政策在变化、公立医院的功能定位进一步明确，导致技术优势成为医院发展的关键，技术离不开人才，人力资源开发、人才管理受到重视，医院之间的人才竞争变得激烈，如何引进人才、选拔培养人才、留住人才和用好人才成为医院管理者的重要课题。另外，医院的员工绝大多数是知识型员工，具备知识型员工的职业发展特点：重视个人人力资本积累、知识吸收和组织可提供的职业发展条件；重视个人发展权和物质待遇等。到成长期创新能力高速成长，成为组织的中流砥柱，职业路径取向分化，一部分谋求在专业上进一步发展，另一部分谋求管理岗位上发展。在成熟期成为组织的核心员工，完成了个人成长需求到自我实现需求的转换，不仅重视待遇和情感激励，更重视个人理想、抱负实现的可能性。以上人力资源的开发、人才的引进管理使用、员工自我价值的实现均需要医院建立高效运行的职业发展管理系统，通过该系统进行员工职业发展管理，才能更好地实现员工职业发展目标，最终达成医院发展战略目标。

医院属于医疗健康行业，是一个对从业人员人生观、价值观、世界观有特殊要求的行业，不能与一般生产企业那样以追求经济效益或利润为主要目的。医疗健康行业有它自身的价值体系和价值观。医院员工职业发展管理，无论是员工自我职业生涯规划，还是医院员工职业发展管理，都要遵循医疗健康行业价值体系和价值观。有悖于行业价值观，员工就难以实现职业发展目标，职业获得感得不到满足，医院的生存和发展就会受影响。也就是说，医院员工职业发展管理有自己的发生发展规律，作为医院员工和医院管理者都应该了解并遵循这个规律。

希望本书能够对医院管理者、人力资源管理学者和医院员工有所帮助和启发，对员工职业生涯规划和医院职业发展管理有所帮助和启发。也希望广大读者对本书提出宝贵的意见和建议，以便今后加以改正。

王炳臣（山东省立第三医院党委副书记）

2021 年 7 月 30 日于济南

参 考 文 献

1. 彼得·德鲁克. 卓有成效的管理者［M］. 许是祥，译. 北京：机械工业出版社，2018.

2. 彼得·德鲁克. 21世纪的管理挑战［M］. 朱雁斌，译. 北京：机械工业出版社，2018.

3. 赫伯特西蒙. 管理行为——管理组织决策过程的研究［M］. 北京：北京经济学院出版社，1991.

4. 张英. 医院人力资源管理［M］. 北京：清华大学出版社，2012.

5. 张卉妍. 图解北大管理课［M］. 北京：中国华侨出版社，2018.

6. 张友谊，王培芝，贾英健. 管理心理学新论［M］. 济南：济南出版社，2008.

7. 潘云良. 人力资源管理与测评［M］. 北京：中共中央党校出版社，2004.

8. 卢大振. 世界管理学名著导读手册［M］. 北京：中国城市出版社，2004.

9. 《社会主义核心价值观学习读本》编写组. 社会主义核心价值观学习读本［M］. 北京：新华出版社，2015.

10. 艾伦·罗伯逊等著. 以能力为导向的人才管理［M］. 张永军，译北京：经济管理出版社出版，2004.

11. Hackman J. R. Oldhm. G. R. The Job Diagnostic Survey: An instrument for the diagnosis of jobs and the evaluation of job redesign projects [M]. New Haven, CT: Yale University, 1974.

12. 加布里埃尔·塔尔德. 模仿律［M］. 何道宽，译. 北京：中信出版社，2020.

13. 班杜拉. 思想与行动的社会基础：社会认知论［M］. 林颖，译. 上海：华东师范大学出版社，2001.

14. 彭剑锋. 人力资源管理概论［M］. 3版. 上海：复旦大学出版社. 2019.

15. 沈远平，陈玉兵. 现代医院人力资源管理［M］. 北京：社会科学文献出版社，2006.

16. 张再生，职业生涯开发与管理［M］. 天津：南开大学出版社，2003.

17. 孙宗虎. 职业生涯规划管理实务手册［M］. 北京：人民邮电出版社，2018.

18. 林泽炎. 执行职业生涯管理［M］. 北京：中国发展出版社，2008.

19. 周文霞. 职业生涯管理［M］. 上海：复旦大学出版社. 2006. 7.

20. 戚汝庆，彭松森，张国亭. 人力资源管理［M］. 北京：经济科学出版社，2008.

21. 孔令华，宋承木，孙永国. 我国公立非营利性医院人力资源管理的现状及对策研究［J］. 中国卫生经济，2004，23（11）：32-34.

22. 戴立萍，郭杏雅，陈梅兰，以人为本理念在医院人力资源管理中的应用和体会［J］. 中华医院管理杂志，2006，22（1）：36-38.

23. 张裕荣，杨洁，谢萍萍. 医学生职业生涯规划现状与对策分析［J］. 出国与就业，2011（1）：101-103.

24. 杨鹏高，陈佳，秦艳，等. 青年医务人员思想状况及职业生涯规划调查［J］. 解放军管理杂志，2012，19（12）：1154-1157.

25. 王文娟，赵鹏军，施梅. 三甲医院员工职业生涯规划研究［J］. 中国卫生产业，2020，17（6）：

25-27.

26. 商临萍，胡晓瑾，王艳红，李洁. 某三级甲等医院呼吸科护士职业生涯规划辅导的实证研究
　　［J］. 中华护理教育，2011，8（5）：197-199.

27. 干文韬，冯国和，胡侠翔. 医院新入职员工职业生涯规划与管理的分析和思考［J］. 经济管理
　　文摘，2020（7）：97-98.

28. 朱宏伟，赖小星，徐文静，卢青. 护士职业生涯规划的研究进展［J］. 中华现代护理杂志，
　　2015（1）：117-119.

29. 张东敏. 浅谈员工职业发展建设［J］. 中小企业管理与科技，2019（32）：136-137.

30. 易红梅，孔丽娅，余兰仙. 中医院新护士人格特质与心理资本对职业生涯状况影响的路径研究
　　［J］. 中华现代护理杂志，2018，24（33）：4006-4011.

31. 杨汉彬. 知识型员工职业发展探析［J］. 企业科技与发展，2010，（14）：211-213.

32. 袁灿，宁涛. 北京市某三级医院后勤人员职业认知与评价研究［J］. 中国卫生质量管理，2014，
　　21（4）：72-75.

33. 周文霞，李硕钰，冯晋，徐颖. 中国职业生涯管理研究回顾与展望——一项基于文献（1978—
　　2018）的研究［J］. 南开管理评论，2020，26（4）：213-224.

34. 徐玉林，李善玲，黄红艳，钱新毅. 护士职业生涯管理研究现状及思考［J］. 中国护理管理，
　　2015，（6）：681-683.

35. 李梅. 护士职业发展现状与未来方向［J］. 继续医学教育，2017，31（6）：58-60.

36. 司丽静，杜凤鸣. 对医学专业学生职业生涯规划教育的思考［J］. 文教资料，2012，（15）：
　　119-120.

37. 巨鲜婷，秋月. 大健康视域下开展医学生职业生涯规划的思考［J］. 教育教学论坛，2020，
　　（17）：143-144.

38. 史向萍. 医院如何帮助新入职医师进行职业生涯规划［J］. 行政事业资产与财务，2012，
　　（11）：208-209.

39. 胡献之. 职业生涯规划在公立医院行政管理队伍建设中的应用价值与障碍分析［J］. 现代医院，
　　2016，16（5）：748-750.

40. 陈旻敏，李耘，张林根，等. 临床医学生职业教育探究［J］. 中国高等医学教育，2019，（3）：
　　23-25.

41. 邱勇强. 论新医改背景下的医学生职业生涯规划［J］. 教育与职业，2013，（12）：90-91.

42. 朱长格，刘敬. 公立医院行政管理人员职业生涯发展规划管理研究［J］. 现代医院，2011，11
　　（12）：128-130.

43. 刘敬，方鹏骞，高红霞，等. 公立医院行政管理人员职业生涯规划管理状况与对策［J］. 医学
　　与社会，2011，24（10）：78-80.

44. 李玮婷，郑宁，朱金燕，等. 新时期公立医院行政管理人员职业发展对策［J］. 解放军医院管
　　理杂志，2020，27（7）：685-686.

45. 胡天然. 职业生涯管理发展新趋势及个体对策研究［J］. 职业时空（研究版），2007，3（4）：
　　6-7.

46. 李颖，戴良铁，周彦增，等. 无边界职业生涯管理：发展与对策［J］. 中国商贸，2013（9）：

72-73.

47. 高伯任. 个人主动性与员工职业发展研究综述 [J]. 企业改革与管理, 2018, (24): 66-67, 80.

48. 徐泽宇. 医院员工职业生涯规划管理创新研究 [J]. 企业文化, 2019, (11): 165.

49. 徐忠. 新形势下医院新员工职业生涯规划的研究与思考 [J]. 劳动保障世界, 2015, (17): 14.

50. 巨鲜婷, 冯小菊. 大健康观视域下医学生职业生涯规划刍议 [J]. 陕西教育, 2019, (10): 69-69, 71.

51. 黄奇, 王俊娜, 张洋, 等. 职业生涯规划与管理对护士职业发展影响的研究 [J]. 中国护理管理, 2018, 18 (01): 73-77.

52. 翁清雄, 卞泽娟. 组织职业生涯管理与员工职业成长: 基于匹配理论的研究 [J]. 外国经济与管理, 2015, 37 (08): 30-42.

53. 郭文臣, 孙琦. 个人 - 组织职业生涯管理契合: 概念、结构和动态模型 [J]. 管理评论, 2014, 26 (09): 170-179.

54. 李鸿鹤, 曲壮凯, 黄山杉, 等. 医学生职业生涯规划认知、态度及行为调查 [J]. 中国医科大学学报, 2014, 43 (02): 138-141.

55. 杨付, 王桢, 张丽华. 员工职业发展过程中的 "边界困境": 是机制的原因, 还是人的原因? [J]. 管理世界, 2012 (11): 89-109, 155, 188.

56. 张晋, 吕振波. 医学生职业生涯规划的现状与对策研究 [J]. 中国卫生事业管理, 2009, 26 (04): 265-266.

57. 和融. 医院行政管理人员职业发展规划管理研究 [J]. 中国伤残医学, 2014 (1): 239-241.

58. 梁会, 金丽芬, 杨爱花, 等. 云南省三级甲等医院护士职业生涯发展规划调查分析 [J]. 全科护理, 2018, 16 (2): 129-131.

59. 杜小莉, 梅丹. 医院药师职业生涯管理初探 [J]. 药物与临床, 2016, 19 (3): 516-518.

60. 华文. 省级医疗单位管理类员工职业生涯规划的思考 [J]. 卫生软科学, 2014 (1): 19-22.

61. 陈旭东. 探究三级医院管理人员职业规划现状分析和对策 [J]. 生物技术世界, 2014 (8): 80-83.

62. 周国江, 李强, 马赵青, 等. 台湾地区医护人员职业生涯管理现状及启示 [J]. 中国卫生人才, 2017 (8): 49-53.

63. 梁增慧. 浅析医院职业生涯规划管理中的问题与对策 [J]. 中国卫生产业, 2017, 14 (22): 172-174.

64. 刘丽, 李如先, 张琴. 阶梯式护士职业生涯规划管理模式在二级医院的应用探讨 [J]. 中国农村卫生, 2013 (9): 52-53.

65. 刘娜. 现代企业员工职业发展管理研究 [J]. 中小企业管理与科技, 2012 (21): 24-25.

66. 赵君, 肖素芳, 赵书松. 职业生涯高原研究述评 [J]. 管理学报, 2018, 15 (10): 1098-1106.